DESCODIFICACIÓN BIOLÓGICA
DE LOS PROBLEMAS DE LA PIEL

DESCODIFICACIÓN BIOLÓGICA
DE LOS PROBLEMAS DE LA PIEL

Síntomas, significados y sentimientos

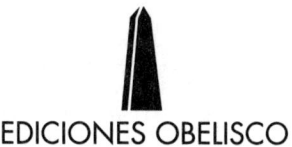

EDICIONES OBELISCO

Si este libro le ha interesado y desea que le mantengamos informado de nuestras publicaciones, escríbanos indicándonos qué temas son de su interés (Astrología, Autoayuda, Ciencias Ocultas, Artes Marciales, Naturismo, Espiritualidad, Tradición...) y gustosamente le complaceremos.

Puede consultar nuestro catálogo en www.edicionesobelisco.com

Los editores no han comprobado la eficacia ni el resultado de las recetas, productos, fórmulas técnicas, ejercicios o similares contenidos en este libro. Instan a los lectores a consultar al médico o especialista de la salud ante cualquier duda que surja. No asumen, por lo tanto, responsabilidad alguna en cuanto a su utilización ni realizan asesoramiento al respecto.

Colección Salud y Vida natural
DESCODIFIOCACIÓN BIOLÓGICA DE LOS PROBLEMAS DE LA PIEL
Christian Flèche

1.ª edición: mayo de 2015

Título original: *Décodage biologique des problèmes de peau*

Traducción: *Paca Tomás*
Corrección: *Sara Moreno*
Diseño de cubierta: *Enrique Iborra*

© 2012 Le Souffle d'Or
(Reservados todos los derechos)
Derechos en francés vendidos por Abiali Afidi Ag.
© 2015, Ediciones Obelisco, S. L.
(Reservados los derechos para la presente edición)

Edita: Ediciones Obelisco, S. L.
Pere IV, 78 (Edif. Pedro IV) 3.ª planta, 5.ª puerta
08005 Barcelona - España
Tel. 93 309 85 25 - Fax 93 309 85 23
E-mail: info@edicionesobelisco.com

ISBN: 978-84-16192-64-9
Depósito Legal: B-10.212-2015

Printed in Spain

Impreso en España en los talleres gráficos de Romanyà/Valls S.A.
Verdaguer, 1 - 08786 Capellades (Barcelona)

Reservados todos los derechos. Ninguna parte de esta publicación, incluido el diseño de la cubierta, puede ser reproducida, almacenada, transmitida o utilizada en manera alguna por ningún medio, ya sea electrónico, químico, mecánico, óptico, de grabación o electrográfico, sin el previo consentimiento por escrito del editor.
Diríjase a CEDRO (Centro Español de Derechos Reprográficos, www.cedro.org) si necesita fotocopiar o escanear algún fragmento de esta obra.

Dedico este libro
a todos mis pacientes
pasados,
presentes
y futuros,
que fueron,
son
y serán,
sin saberlo,
mis Maestros.

Me habéis enseñado mi oficio
y me habéis dado tantas lecciones
de humanidad,
sobre la Vida
y sobre mí mismo
que os debo cada línea de este libro.

Gracias.

«La Sabiduría es luminosa y nunca pierde su brillo,
se deja contemplar fácilmente por los que la aman
y encontrar por los que la buscan.
Se anticipa a los que la desean, dándose a conocer la primera,
el que madruga para buscarla no se cansará:
> *la encontrará sentada a su puerta.*

Apasionarse por la Sabiduría, es la perfección
> *del discernimiento.*

Y el que se desvela por su causa pronto quedará libre
> *de preocupaciones,*

porque, por su parte, la Sabiduría busca por todas partes a los
> *que son dignos de ella;*

se les aparece con benevolencia en los caminos y
les sale al encuentro en todos sus pensamientos.
El comienzo de la Sabiduría es el verdadero deseo
> *de ser instruido por ella.*

Querer instruirse es amarla;
amarla es cumplir sus leyes;
observar sus leyes es garantía de incorruptibilidad;
> *y la incorruptibilidad nos acerca a Dios.*

Así, el deseo de la Sabiduría conduce a la Realeza
divina».

Libro de la Sabiduría, Antiguo Testamento

INTRODUCCIÓN

Descodificación biológica
de los problemas de la piel

o

*Enciclopedia de las emociones ocultas
en cada enfermedad*

De siempre como de nunca...

Este libro, que tienes entre las manos, es a la vez *antiguo y nuevo*. ¡Como nuestro cuerpo! Resultante de miles de años de adaptación al medio ambiente, el cuerpo es la mejor herramienta que existe, es capaz de sobrevivir en condiciones de estrés extremadamente variadas: frío, calor, guerra, hambruna, cambios de toda índole... Nuestra presencia viva es, hoy en día, el signo indiscutible del éxito de la última versión biológica, hasta la fecha, que es el cuerpo, este cuerpo inseparable del espíritu. Aquí está el tema de esta serie de obras: **«Descodificación biológica de las enfermedades y... »** o *«cuando la adaptación se traduce por un síntoma»*. Esta colección, que empieza con **«Los problemas de la piel»,** es a la vez una reedición de la estructura y del espíritu del libro precedente, editado en 2001, *Descodificación biológica - Manual práctico,* y también es totalmente nuevo porque todo, de arriba abajo, ha sido revisado y completado. Ante el éxito de esta obra, me ha parecido indispensable ofrecer un manual más funcional, más completo, ya que ha sido enriquecido con nuevos ejemplos y nuevas descodificaciones. Te aseguro que lo que se escribió sigue siendo válido, los ojos siempre sirven para ver; los pulmones para respirar, el eczema está todavía unido a un conflicto de separación. No obstante, después del año de su aparición, mis colegas y yo mismo hemos seguido *¡a la escucha biológica!* Y a cosechar nuevos conocimientos de los vínculos *enfermedad-vivencia biológica conflictiva,* es decir, nuevas descodificaciones biológicas de las enfermedades. Todas esas experiencias han constituido un florilegio, un ramo de flores y unas espigas cargadas de semillas. Las encontrarás en las páginas de esta colección. Una colección dividida por aparatos al igual que nuestro cuerpo, que es un ensamblaje de aparatos: los aparatos digestivo, respiratorio, renal, cardíaco… Todos estos aparatos son solidarios para mantenernos en vida y, con ese objetivo, garantizan una función específica, única: digerir, respirar, eliminar… Así pues, cada obra presentará lo que fue un capítulo del libro precedente. Y la nueva edición del libro completo *Descodificación biológica - Manual práctico* sigue existiendo.

Fuentes

En cuanto a las **fuentes** de estas descodificaciones biológicas de las enfermedades, encontrarás de vez en cuando en el texto, seguido de un enunciado del conflicto, el nombre de la persona a través de la cual me ha llegado esta descodificación. Por supuesto, esto no le pertenece de ninguna manera, no es el autor, sino el descubridor. Y, hecho curioso, pero no tan sorprendente como parece, a veces, la misma descodificación me ha llegado simultáneamente por dos personas que no se conocían pero que, sencillamente, tenían **la misma escucha biológica**. De esta forma, la descodificación de las meninges me ha parecido evidente escuchando a una paciente que tenía miedo por su cerebro y quería protegerlo (una de las funciones de estas envolturas que son las meninges es la protección del cerebro). Sorpresa, cuando oí a un médico marsellés proponer la misma descodificación en una conferencia algunos días más tarde. Muy a menudo, observo esta sincronicidad de descubrimiento con un amigo, Salomon Sellam, cuando compartimos nuestros descubrimientos.

Por estas razones, he escogido no indicar el autor de manera sistemática tras cada descodificación. Según mi punto de vista, el paciente, aquejado de parálisis, de asma o de hemorroides y el terapeuta, teniendo que descodificarlo, sólo tendrán que indicar que se trata del señor Tal o la señora Cual quien ha sido el primero en poner esto en palabras. Lo único que importa es *entender, conocerse, cambiar*. Así, el texto no será recargado y los egos de los descubridores tampoco. Y a veces, de verdad, simplemente he olvidado cómo me ha llegado la información. ¿Fue durante la consulta, que me vino de repente una iluminación? ¿Fue la lectura de la obra de Robert Guinée? ¿De los seminarios ofrecidos por el doctor H. S. Marto, de una conversación con Jean-Jacques Lagardet, Philippe Lévy o Salomon Sellam?

Lo esencial, en el fondo, es que deseo compartir contigo todas nuestras experiencias; porque sé, por vuestros testimonios, el provecho que habéis sacado y el que podréis sacar.

Estas frases conflictivas serán las señales indicativas en vuestro camino. El objetivo de la búsqueda no es la señal, esta última indica una emoción, pero no solamente una. Por lo tanto, no te pares nunca en una señal, nunca antes de haber revivido o hecho revivir esas emociones, esas vivencias a fondo, es decir, hasta sus transformaciones. Ve hasta el final del camino. Por eso, es preferible ser dos. *«Una desgracia compartida es la mitad de la pena»*, dice un proverbio sueco. El *shock* es un drama vivido solo. La solución es volver a vivir ese drama, pero a dos. *«Os presto mis orejas con el fin de que podáis oír mejor»* como muy bien ha dicho y puesto en práctica Françoise Dolto.

Especificidades de la bio-descodificación

Por otro lado, si bien otras obras, muy interesantes, proponen vínculos psicológicos con las enfermedades, insisto en repetir **las especificidades de la bio-descodificación.**

No se trata de conflictos psicológicos, sino de **conflictos biológicos.** *¿Pero qué es lo que realmente quiere decir esto?* En efecto, muchos de los investigadores de hoy en día entienden que la enfermedad tiene un sentido preciso: psicológico, simbólico, metafísico... Hipótesis siempre apasionantes porque el enfermo se descubre a sí mismo. Hasta Hipócrates, él mismo, afirmaba: *«El cuerpo crea una enfermedad para curarse».* ¿Pero curarse de qué?

- ¡De algo, forzosamente, **peor que la enfermedad!** Si no esto sería de una perversidad cruel, ilógica.
- ¡De algo de lo que aún **no tenemos conciencia,** por supuesto, si no, todo el mundo estaría de acuerdo sobre el origen de las enfermedades!

—De algo de lo que la enfermedad sería **como la solución,** la salida de emergencia. Es esto mismo lo que propone la bio-descodificación: ¡la enfermedad es útil y, a veces, vital! Es lo que llamo «**el sentido biológico**» de las enfermedades. ¿De qué se trata?...

El sentido biológico

¿Tienes una conciencia clara de tu respiración? ¿Del volumen de aire que estás utilizando en este momento? ¿De la cantidad que pides a los pulmones en cada respiración? ¿Sabes qué porcentaje de tu capacidad respiratoria utilizas la mayor parte del tiempo? ¿80 por 100? No. ¿50 por 100? Tampoco. Alrededor del 9 por 100 (½ litro de los 6 litros de capacidad pulmonar).

¿Y el porcentaje de tus capacidades musculares? ¿Utilizas a fondo, *en cada momento,* todos tus músculos? No, claro. ¿Y tu capacidad cardíaca, digestiva, intelectual? Un porcentaje pequeño. Siempre. ¿Qué decir de vuestros espermatozoides, señores, de vuestros óvulos, señoras? En una vida, ¿cuántos han sido útiles? Contad vuestros hijos y tendréis la respuesta. Entonces, ¿por qué esta capacidad de más de los pulmones, ese añadido de músculos, ese derroche de espermatozoides, de estómago, de corazón? ¡Podrías vivir una vida normal con un solo riñón, un solo pulmón y el 60 por 100 de tus arterias coronarias tapadas! Sorprendente, ¿no?

Obviamente, ese suplemento de órganos, aparentemente inútil, tiene un sentido: son las situaciones de urgencia, de excepción. Subes las escaleras corriendo, te persigue un perro furioso, has perdido el autobús y corres por la calle… En estas ocasiones, utilizarás el 100 por 100 de tus pulmones, tus arterias, tus músculos… O sea, el cuerpo mantiene la inmensa mayoría de sus células sólo *«¡por si acaso!»*.

Pero si la situación se vuelve todavía más excepcional, entonces la reserva de pulmones, de corazón, de cerebro, de intestinos, etc., no será suficiente. Inmediatamente, el cuerpo **fabrica** lo necesario en mayor cantidad: frente al sol, broncea; la noche de fin de año, fabricará más cantidad de jugos digestivos; si vamos a un lugar de mayor altitud, el cuerpo fabricará más glóbulos rojos; y el cuerpo, siempre él, creará más cantidad de hueso después de una fractura, en previsión de nuevas agresiones sobre este hueso, como el trabajador manual tiene más callos en las manos que un intelectual.

En resumen, el cuerpo tiene tres funciones biológicas:

—**La función de base:** mis pulmones ventilan 15 veces ½ litro de aire por minuto, mi corazón se contrae 74 veces por minuto, mi estómago segrega por día un litro de ácido clorhídrico, etc.

—**La función de reserva:** los pulmones pueden ventilar 22 veces 2 litros de aire por minuto, mi corazón puede contraerse 180 veces por minuto, mi estómago segregar 1,5 litros de ácido clorhídrico por día, etc.

—**La función de excepción:** ante una situación poco frecuente, de urgencia, una reacción poco frecuente, de urgencia. Mis pulmones fabrican más células de pulmón (un tumor) para absorber más aire; mi ritmo cardíaco tiene un ritmo desenfrenado (taquicardia, fibrilación, extrasístole); mi estómago, esta vez, en lugar de pedir a sus células que segreguen más ácido clorhídrico creará nuevas células (un pólipo) que producirán más ácido; el cuerpo crea una cantidad impresionante de glóbulos rojos nuevos, es la poliglobulia, etc.

El funcionamiento de excepción es, o bien por exceso, como acabamos de describirlo, o bien por defecto: menos glóbulos rojos, menos ácido clorhídrico, menos desarrollo pulmonar, de estómago, de riñones, de hueso… si esto es necesario para adaptarse o para sobrevivir (úlceras, necrosis…). Por ejemplo, en Escandinavia, nuestra piel necesita menos bronceado para que el cuerpo capte la luz solar (como en la enfermedad de vitíligo); esto será al revés en África. En el espacio, mis huesos se descalcifican, pierden su sustancia, me son menos necesarios debido a la ingravidez. En una situación de miedo, algunos bloquean sus pulmones, dejan de respirar, contienen su respiración.

En resumen, tenemos cinco comportamientos biológicos en función de la necesidad, del acontecimiento exterior.

+++ : produzco más alvéolos, más estómago…

+ : respiro profundamente, las células de mi estómago se multiplican…

Estado habitual, de base: respiro inconscientemente, la mucosa de mi estómago produce poco ácido…

– : bloqueo mi respiración, bloqueo mi digestión…

– – –: destruyo el parénquima respiratorio,

– – –: provoco una úlcera de estómago…

La emoción es biológica

De esta manera, estaríamos enfermos de algo peor que la enfermedad, ¡de alguna cuestión inconsciente y que tiene un sentido biológico! Pero, ¿quién es ese monstruo hambriento de cuerpo?

Es **el instante de inconsciencia,** de divorcio consigo mismo. Aparece de súbito a nuestras espaldas. Efectivamente, ¡no tardamos ni un año en ponernos enfermos o en caernos de una escalera o, incluso, en quedarnos encinta! Este cambio se produce en una fracción de segundo. Esto sucede en un lugar y en un tiempo preciso que se tratará siempre de reencontrar. ¿Por qué? Porque ésta es la única manera de retornar a nuestra consciencia lo que se ha personificado en el síntoma. Si no revivimos ese instante, ese **«Bio-shock»**, nunca podremos volver a contactar con el sentido biológico de la enfermedad. Se trata, en nuestra experimentación, de *volver a sentir* lo que hemos *sentido* una primera vez inconscientemente, sin saberlo.

El bio-shock es un momento de encuentro entre el mundo exterior y nuestro mundo interior. Y este encuentro produce ya sea una satisfacción, ya sea una insatisfacción. Estas dos reacciones son perceptibles gracias a las emociones. **Sin emociones, no seríamos conscientes de ser nosotros mismos.** La emoción es la huella consciente de una actividad interna, es el indicio de una función biológica satisfecha o no. Hemos comido, nos sentimos saciados, llenos. Si no es el caso, nos sentimos frustrados, enfurecidos, con carencias. Hemos dormido bien, nos sentidos relajados, frescos. Todo a nuestro alrededor garantiza nuestra seguridad, nos sentimos apacibles y nuestro comportamiento se perpetúa: nos relajamos. Pero si el entorno es hostil, entonces el miedo surge de lo más profundo de nosotros con el fin de ponernos al acecho para que después esto nos permita reencontrar la seguridad.

La emoción aparece siempre en un instante, de manera involuntaria, incontrolada y adaptada a la perfección a una situación exterior. Está instalada en nuestro cuerpo de manera precisa (calor en el vientre, tensión en la garganta, hombros pesados, piernas cansadas, hormigueo en las manos, etc.).

Entonces, ¿la emoción es nuestra amiga?... Para responder, déjame preguntarte: ¿cuál es la energía más poderosa?

A mi juicio, es la emoción. La emoción es nuestro carburante, la esencia misma de nuestra vida, nuestro combustible de base. Sólo la emoción nos permite avanzar, nos da ganas de levantarnos por la mañana, de actuar, nos permite cuestionar y seleccionar para ir en la dirección que nos conviene. La emoción provoca encuentros o aislamiento, está en el origen de todas nuestras decisiones, nace antes que el pensamiento porque ella es su madre, nace antes que el gesto porque ella es su padre. Pero ¿quién fue su creador? ¿La emoción-madre y padre? ¿La emoción-fuente, la emoción-raíz?...

¿Dime, qué sería tu vida sin emociones? Es la emoción del placer la que nos empuja a escoger un plato en un restaurante. ¡Obsérvate! Sin emociones, ¿por qué ir a tal velada, hacia tal colega? La idea de una lectura o de un encuentro crea –anticipadamente– en tus entrañas alegría o repulsión. ¿En función de qué comprarás o no el libro, irás hacia el otro o no? A veces, no ir a una reunión crea malestar, culpabilidad. Para evitarlo, por ejemplo, aceptas ir a la reunión porque la emoción de aburrimiento será menor que la de culpabilidad.

O sea, hay dos motores:
— ir hacia (o mantener) una emoción positiva;
— alejarse de (o eliminar) una emoción negativa.

Sí, ¿qué harías sin el motor emocional? Que seas consciente o no, no cambia nada el asunto. Dime: ¿qué acto de tu vida, o qué actitud, se ha engendrado fuera de la emoción? ¿Verdaderamente, podemos actuar a sangre fría?

Es sencillo prestar a nuestros *primos,* los animales, el mismo movimiento interno, una vida emocional. Deseo de alimentarse, de encontrar morada y, cuando la impregnación hormonal está satisfecha, ¿qué decir de ese impulso que empuja a los machos a vigilar el rebaño de las hembras o a desearlo ardientemente o, también, a pelearse? Una vez más, ese miedo, cuando surge el depredador. Algunos, más audaces, llegarán incluso a prestar una forma de emoción al reino vegetal. Basta con ponerse de acuerdo sobre lo que expresa el término «emoción».

Las emociones traducen a nivel consciente lo que se vive a nivel biológico celular. Porque la función de la emoción es transmitir al consciente una función biológica satisfecha *(colmado, saciado, aliviado…),* o insatisfecha *(agredido, frustrado, hambriento…).* En este sentido, pienso que **«la emoción es la esencia que hace funcionar el motor»**. ¡Mira a tu alrededor! ¡Mira en ti mismo! Sin emoción, no hay vida. Sin vida, no hay emoción. Es, a la vez, el bien más preciado y el más descuidado, renegado, rechazado, minimizado, satanizado. Sinónimo de debilidad, está reservado a los profesionales de la emoción, a los artistas de todos los pelajes, a los románticos, a los trovadores, a los cineastas, a los músicos… Porque, para los adultos serios, no es razonable emocionarse en sociedad; en caso de hacerlo, entonces, se hace por poderes. Vamos a un espectáculo y, allí, vemos sollozar al artista, asistimos al drama, a su cólera, le dejamos expresar lo que nos atormenta en las entrañas, le confiamos lo que ya no sabemos decir, decirnos.

Es penoso, una desgracia y una lástima. Un verdadero desastre. Tengo el corazón que se me parte en dos y la baba que, de rabia, me sube a los labios y, en el alma, una melancolía se espesa como una bruma de otoño en el puerto de Londres.

Porque es lo que nos hace vivir, lo que nos mata por defecto. Sí, decir que es lo que nos da placer, lo que, por defecto, nos hace sufrir.

Si la espiritualidad, la cocina o el deporte te hacen vibrar y, en sí mismos, dan sentido a tu vida, el día que te los quiten, de lo más profundo de ti llegará la emocional pregunta: ¿por qué seguir viviendo? Si lo que está en el origen de todos tus placeres (como, por ejemplo, el sexo, la cultura, la vida en familia) falta, ¿cuánto sufrirás por haber tenido ese vínculo como fuente de placer?

El inconsciente es biológico

«El individuo, en su medio, es a la vez cuerpo y espíritu. El éxito de la adaptación a este entorno depende de la sinergia armoniosa entre estos dos aspectos de una entidad existencial única. No se puede alcanzar el uno sin el otro, sino por la ilusión de una mirada que privilegia a uno a costa del otro».

Robert Dantzer en *La ilusión psicosomática*

Entonces, ¿responderá la bio-descodificación a la profecía de Sigmund Freud: «*Vuestra generación será aquella que verá hacerse la síntesis entre la psicología y la biología*»? ¿Su amigo C. G. Jung no afirmaba que: «*La enfermedad contiene el oro que no encontrarás en ninguna otra parte*»? Porque la enfermedad, el síntoma, contiene en sí mismo todas las emociones que no te dijiste. ¿Por qué? *Pues bien:*

— **Nuestro cuerpo es el conjunto de nuestros órganos que garantizan su actividad de forma inconsciente:** digerir, latir, coordinar, filtrar, almacenar, segregar...
— **Una sensación negativa, luego una emoción, sobrevienen cuando una función biológica ya no está satisfecha:** alimentarse, dormir, sentirse seguro, reproducirse, moverse... Entonces nos sentimos hambrientos, frustrados, furiosos, irritados, en peligro...
— **El inconsciente es biológico, está en el cuerpo, en cada una de nuestras células. La vida es biológica por naturaleza, por esencia, y psicológica por accidente,** es decir, en el momento de un conflicto, de un imprevisto.

¿Y qué es un imprevisto, un accidente, un «Bio-shock»? Se produce cuando un acontecimiento exterior nos encuentra desprovistos, cuando ya no podemos adaptarnos *a lo que pasa,* no tenemos nada en la recámara, en la memoria, en nosotros, en nuestros aprendizajes, que nos permita salir de la situación: ninguna solución *consciente*. Entonces, sólo nos quedan, como salida, las soluciones *inconscientes,* aquellas que se sitúan en nuestro cuerpo.

Pero, ¿qué son esas soluciones inconscientes, cuáles son? ¡Son nuestras células!, memorias de la evolución, ¡mutaciones exitosas para sobrevivir aún más!

Sí, siempre es cuando se produce este imprevisto que es el bio-shock, cuando aparece la **vivencia**. Es el Oro de la terapia: **dejad llegar a la consciencia la «vivencia biológica conflictiva»,** piedra de toque, piedra Rosetta, piedra filosofal, piedra angular y de fundación de la bio-descodificación y de la psico-bio-terapia.

En efecto, el sentido de este libro se sitúa en el enunciado de cada vivencia para cada enfermedad, porque cada síntoma físico es una encarnación, una puesta a punto en nuestra carne de un instante preciso, instante conflictivo, es decir, vivido con emoción. ¿Y dónde se encuentran nuestras emociones, cuál es el escenario de expresión? ¡El cuerpo, por supuesto! Siempre él.

Presentación de los capítulos

En resumen, el bio-shock nace en un instante preciso y se vive en un lugar preciso. Aparece cuando un acontecimiento es vivido como:

— conflictivo, es decir, imprevisto,
— dramático (sin solución satisfactoria),
— vivido solo (no podemos compartir lo que sentimos en nosotros mismos, no tenemos las palabras para traducir esto, para expresar lo que se queda impregnado).

Seamos claros: el ser humano está enfermo de una falta de vocabulario.

Así pues, este libro no es más que un libro de vocabulario, para enseñarte a expresarte. Podrás aprender, para cada enfermedad, las palabras de su **vivencia biológica conflictiva.**

A veces, encontrarás igualmente pistas para continuar tu escucha de comprensión emocional del síntoma; esto será señalado como **«pista para explorar prudentemente»**, prudentemente porque no tenemos la certeza de lo que hay que imponer al prójimo.

Encontrarás otras novedades en esta colección, en particular, **«los puntos pedagógicos»** como puntos de información sobre tu camino de papel, ¡como un segundo libro en el libro! Su función es permitirte comprender los principios que rigen el proceso de la enfermedad, tales como *preconflicto, ciclos biológicos, etc.*

Para cada órgano y cada síntoma, la mayoría de las veces encontrarás:

— una descripción anatómica y fisiológica;
— los órganos afectados;
— una definición de la patología;
— la vivencia biológica conflictiva;
— pistas para explorar prudentemente;
— el sentido biológico de la enfermedad;
— ejemplos;
— observaciones, en particular sobre el acompañamiento terapéutico;
— los síntomas propios de las fases de la enfermedad;

— una metáfora de animales: la piel es el conflicto del bebé gato que necesita a su madre, su contacto…
— el estrato biológico afectado por la patología y la vivencia:
1.er estrato de la biología: vivencia arcaica de supervivencia;
2.º estrato: vivencia de agresión, buscamos protegernos;
3.er estrato: vivencia de desvalorización;
4.º estrato: vivencia del conflicto relacional, social.

Y esto cada vez que tenga la información. Porque, a veces, no encontrarás el sentido biológico, sencillamente porque, de momento, lo ignoro; a veces, tampoco habrá ningún ejemplo porque no he tenido un caso que alumbre suficientemente la tonalidad conflictiva.

Pero siempre podrás leer por lo menos una proposición de vivencia conflictiva, porque ahí está el sentido de este libro.

✳

Antes de dejarte en compañía de este libro, es decir, de ti mismo, que sepas qué bien precioso será **una relación, una amistad, una familia, una civilización del compartir emocional,** ¡de la capacidad de expresar nuestra vida interior…!

Expresar en cada instante lo que sientes te dará, por añadidura, el derecho a sentir lo que sientes, a pensar lo que piensas, a hacer lo que haces, en una palabra, a ser quien eres.

¡Estar **a la vez consigo mismo y con los demás** garantiza nuestra salud mucho más que lo que comemos, que el lugar donde vivimos y que lo que bebemos! *«Lo que mancha al hombre no es lo que entra por su boca, sino lo que sale de ella»* dice Jesucristo, y yo añadiría: lo que le purifica, lo que le cuida y lo que le cura no es solamente lo que entra en él, sino sobre todo lo que se desprende de él, lo que viene de lo recóndito, de su corazón, *«porque es de exceso de corazón de lo que la boca se desborda»,* añade Jesucristo.

Que este libro te permita contactar con la conciencia y poder expresar lo que vives en ti de conmovedor, ése es mi deseo.

GENERALIDADES

«¿Quién no desearía poder vivir en un palacio templado, ofreciendo una protección eficaz contra las intemperies y contra la invasión de los microbios y de otros visitantes inoportunos?

Colmo de bienestar, ¿quién no querría llevarse consigo mismo ese confort a todos los sitios, con la seguridad de que toda pieza defectuosa o usada será automáticamente reparada o reemplazada?

Aunque no prestemos mucha atención, todos vivimos en una envoltura semejante: nuestra piel».

J. P. Lopart

En efecto, ¡la piel está constantemente ocupada para garantizar nuestro bienestar! La piel no es un envoltorio pasivo, una bolsa, es un órgano en sí mismo capaz de sentir, de sufrir, de cambiar, de adaptarse, de decidir en relación con «el todo», es decir, con el resto de nuestro cuerpo…

Piel es un término que viene del latín: *pellis* - «piel de animal», también llamada **tegumento** que, etimológicamente, quiere decir **«manto»**.

La piel es **el órgano más grande del cuerpo,** pesa aproximadamente el doble que nuestro cerebro o que nuestro hígado; su superficie es de alrededor de 1,6 m^2.

La piel se compone de la epidermis y de la dermis.

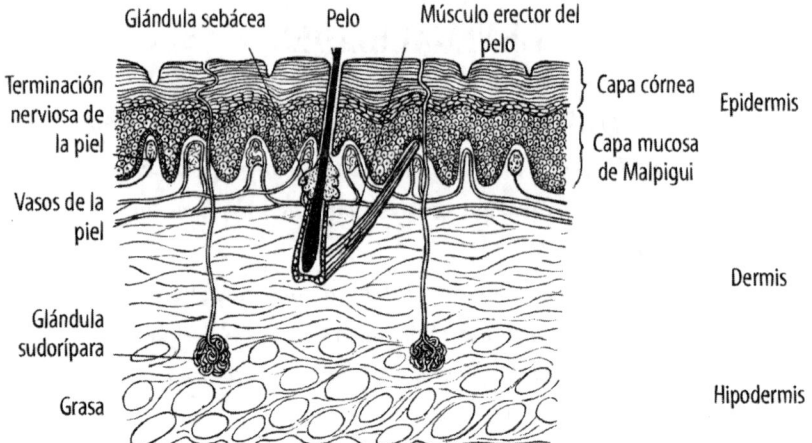

Estructura de la piel

> **Punto pedagógico: para determinar la emoción que está en el origen de una enfermedad**
> Con el fin de comprender el fundamento de la descodificación biológica y de las vivencias propuestas en esta obra, es preciso conocer el funcionamiento de un órgano, su papel, sus particularidades propias, que ahora es el tema de nuestro capítulo. Para determinar qué emoción está en el origen de las enfermedades, nos basamos siempre en la función sana del órgano en cuestión.

La piel es un órgano vital, es activa: no es una envoltura inerte, como una bolsa horadada por una docena de agujeros; la piel cumple múltiples funciones.

Conocerlas nos será útil porque cuando una de esas funciones ya no está satisfecha aparece la enfermedad, el exceso o la detención de esta función tiene como finalidad salir del estrés. Por ejemplo: «me siento agredido, fabrico más células protectoras, más dermis». He aquí las funciones que vamos a estudiar:

- SENSACIÓN,
- PROTECCIÓN,
- COMUNICACIÓN,
- TERMORREGULACIÓN,
- RESPIRACIÓN,
- SECRECIÓN,
- EXCRECIÓN,
- DIGESTIÓN,
- INMUNIDAD,
- SÍNTESIS.

La piel forma parte de los **órganos receptores sensoriales:** reacciona a la temperatura, a la presión, a la química. Transforma las estimulaciones vibratorias en mensajes codificados bajo la forma de impulsiones eléctricas. Es así como nos trasmite las sensaciones que provienen del medio exterior.

La piel envuelve y **protege** nuestro cuerpo de las agresiones mecánicas, químicas y térmicas.

Participa en la regulación del **equilibrio hidromineral** protegiendo el cuerpo contra la deshidratación.

Sin piel, podríamos morir frente a las agresiones exteriores, como les pasa a los quemados muy graves.

Contiene células **inmunológicas,** y así participa en el mecanismo de defensa del organismo.

La piel es un **emuntorio,** elimina una considerable cantidad de desechos a través de su epitelio (tejido formado por varias células apretadas las unas contra las otras) y de sus secreciones glandulares.

La piel da a nuestro cuerpo su **color** con tres matices: moreno - rojo - amarillo.

- moreno: a nivel de la epidermis por la melanina,
- amarillo: a nivel de la dermis por el caroteno y la capa córnea espesa, envejecida,
- rojo: en función de la presencia de sangre en los vasos.

La piel está compuesta químicamente por un 70 por 100 de agua, un 27,5 por 100 de prótidos, un 2 por 100 de lípidos y un 0,5 por 100 de sales minerales (oligoelementos). El pH (porcentaje en iones hidrógenos) de una piel sana es de alrededor de 5,5, es decir, ácido.

> *La piel es un manto girado hacia el exterior y hacia el interior.*
> *Permite estar a la vez en contacto con el mundo exterior (ventana) y separarse de él (muralla).*

ANATOMÍA Y FISIOLOGÍA

En el plano anatómico, la piel incluye dos capas principales:

— la EPIDERMIS, que es un tejido epitelial,
— la DERMIS, que es un tejido conjuntivo.

Una tercera capa, la **HIPODERMIS (tejido conjuntivo)**, que no es asimilada directamente por la piel y que está en contacto con la dermis.

El tejido conjuntivo es el tejido de apoyo y el lugar de cicatrización de la piel. Está compuesto de fibras (colágeno y elastina) y de células (fibroblastos y fibrocitos).

Una vivencia conflictiva asociada por Salomon Sellam al tejido conjuntivo es: **«ATENTAR CONTRA MI DIGNIDAD»**, otro más corriente es: desvalorización.

EPIDERMIS

Etimología

Esta palabra viene del griego: *epi* = sobre y *derma* = piel.

La epidermis está, en bio-descodificación, directamente asociada al *4.º estrato de la biología*, es decir, a todo lo que gobierna la vida social, relacional.

La epidermis tapiza todo el cuerpo. Va a invaginarse en las cavidades naturales del cuerpo y, entonces, la piel se vuelve mucosa o canal.

- Mucosa:
    — de las vías urinarias (uretra, vejiga, uréteres),
    — de las vías respiratorias (laringe, bronquios, bronquiales),
    — de las vías genitales (vagina, cuello del útero),
    — de las vías digestivas (boca, faringe, esófago, ano),
    — de los órganos sensoriales (orejas, nariz, boca),
    — etc.

- Canales:
    — de las glándulas mamarias,
    — de las glándulas sebáceas,
    — de las glándulas sudoríparas,
    — de las glándulas salivares,
    — de las glándulas lacrimales,
    — de las glándulas de Bartholin,
    — etc.

Las mucosas tienen una coloración íntima en la tonalidad de los conflictos.
Los canales tienen un aspecto social, moral, en la gestión de los conflictos.

Descripción

La epidermis es la fina capa superficial, externa, del cuerpo. Su **espesor** varía de 50 µ (en los párpados, en el pene) a 1 milímetro en la planta de los pies y en la palma de las manos, dado el espesor de la capa córnea debido a los factores mecánicos. Está constituida por células sin núcleo, llenas de materia dura: la queratina. Es el medio ideal donde nacen los pelos y las uñas. A cada pelo se asocia una glándula que se encuentra en la dermis, es la **glándula sebácea,** que segrega el sebo. El conjunto de **piel y apéndices** (uñas, pelos) se llama **tegumento.**

Las glándulas **sudoríparas** fabrican el **sudor** eliminado por minúsculos orificios: los **poros.** Eliminamos de 0,5 a 1 litro de sudor por día y el doble o el triple en caso de transpiración intensa (competición deportiva, calor...). Encontramos también glándulas que producen olores. Los pelos, las glándulas sebáceas y odoríferas están ausentes en la mano y en la planta del pie.

La epidermis está recubierta de una película hidrolipídica (el **sebo**) que la protege de las agresiones exteriores. Así, en caso de una vivencia de agresión de origen real o virtual, la epidermis puede proteger, no sólo a ella misma, sino también a las capas más profundas de la piel, los tejidos subyacentes. Es resistente e impermeable.

La epidermis no está irrigada por prácticamente ningún **vaso sanguíneo,** las células que la componen se alimentan por difusión desde la dermis.

Por el contrario, la epidermis contiene numerosas **terminaciones nerviosas** (nervios sensitivos y motores) que contribuyen a hacer trabajar los músculos cutáneos reaccionando a los impulsos dados por el cerebro y la médula espinal (sensación de calor, frío; carne de gallina) y son responsables de los dolores en caso de lesión superficial debida a un **contacto no deseado:** quemadura del sol, frío cortante, radiación, sosa cáustica, roce mecánico. Date cuenta de que más de 700.000 sensores nerviosos te permiten sentir el entorno, físico, táctil y térmico.

La epidermis es un epitelio estratificado (varios estratos amontonados los unos sobre los otros), queratinizado, constituido por cuatro poblaciones celulares diferentes: los **queratinocitos** *(cyto* = célula), los melanocitos, las células de **Langerhans** y las células de **Merkel**. Millones de células queratinizadas mueren cada día y son eliminadas en la superficie de la piel, permitiendo una renovación constante. La migración de estas células desde la base hasta la superficie se desarrolla en alrededor de tres o cuatro semanas. Cuantas más células muertas eliminemos en la superficie, más células nuevas nacerán, fenómeno que explica el espesamiento de la capa córnea.

Los queratinocitos juegan el papel de barrera protectora (mecánica y química) de la epidermis y serán la solución de adaptación a una agresión demasiado fuerte.

A agresión específica, protección específica. La melanina responde a las agresiones solares y a todos aquellos elementos simbólicos que lo equiparan (el padre, la verdad, la luz…).

Los **melanocitos** producen un pigmento moreno-negro llamado melanina. Exponerse al sol conlleva una estimulación de la melanogénesis y un aumento del número de melanocitos. Los melanocitos producen el pigmento moreno protector llamado **pigmento** melánico. Es la sustancia responsable del color de la piel y su papel es proteger los tejidos de los efectos del sol. Los melanocitos están situados principalmente en la capa basal. Se describen dos tipos de pigmentos melánicos: la eumelanina, que es negra-marrón, y la feomelanina, que es amarillo-naranja. La melanina es, en gran parte, responsable del color de la piel y de los pelos. El número de melanocitos varía según la localización de las regiones cutáneas en un mismo individuo. Así, su densidad es de 2000/mm^2 para la piel de la cara y de 1000/mm^2 para la del cuerpo. Por el contrario, su número es sensiblemente idéntico en todas las poblaciones humanas (caucásicas, negroides y mongoloides). La diferencia de color se explica por la cualidad y la cantidad de pigmentos que producen las células. **Las células de Langerhans** derivan de las células madre hematopoyéticas situadas en la médula ósea.

Las 5 capas de la epidermis

Yendo desde la profundidad hacia la superficie, se distinguen cinco capas superpuestas, cada una de las cuales tiene su papel, su realidad biológica, su capacidad para administrar tal o cual situación biológica o traducida en biología por nuestro inconsciente. Se trata de la capa germinativa (o basal), la capa con espinas (o espinosa), la capa granulosa, la capa clara y la capa córnea (compacta y que descama).

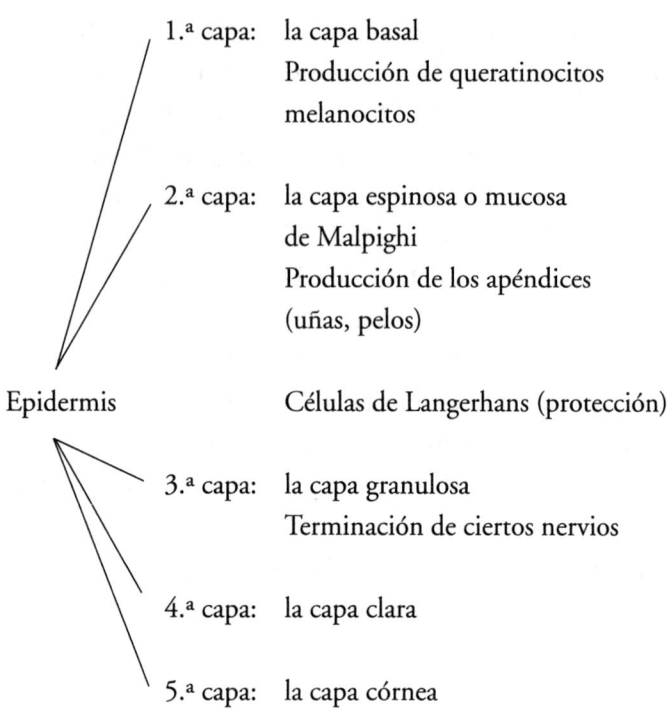

Observaciones

Capa germinativa o basal

La capa germinativa o capa de generación viva, la más profunda, garantiza, por las mitosis de sus células, la renovación de la epidermis.

Capa córnea

Esta capa es la más superficial de la piel, constituida por células muertas aplastadas que forman el revestimiento impermeable de la piel. Es el cementerio. Son todas las células muertas, todos los queratinocitos que han sido producidos en la base y que han pasado a la 2.ª capa, después a la 3.ª, a la 4.ª, llegando finalmente a la 5.ª y que se transforma en polvo *(polvo del pasado)*.[1] Esta descamación cumple una función importante de protección y de impermeabilización del cuerpo.

Estas capas están relacionadas con: «quiero mantener el contacto con…», «no quiero dejarte y necesito todavía y siempre sentir su contacto en mi piel».

La epidermis está separada de la dermis por la **membrana basal**, zona de **unión dermo-epidérmica,** que tiene el aspecto de una línea ondulada que asegura la adherencia de la dermis a la epidermis. Esta membrana asume diferentes funciones: adherencia, cicatrización, filtración, permeabilidad, absorción.

DERMIS

Es un tejido conjuntivo de sostén y de cicatrización. Es la capa central, interna, de la piel.

En bio-descodificación, la dermis está directamente asociada al *2.º estrato de la biología,* es decir, todo lo que rige la protección.

La dermis se encuentra bajo la epidermis. Dermis y epidermis van a invaginarse conjuntamente en las cavidades del cuerpo y entonces la dermis se vuelve submucosa.

---

1 Juego de palabras entre los términos franceses *poussière* –polvo– y *pousse hier* –polvo del pasado–. *(N. de la T.)*

La dermis envuelve el conjunto del organismo como una media o, más exactamente, como el cuero que proviene de la dermis de la piel curtida de los animales. Representa una red compacta de fibras colágenas mezcladas con fibras elásticas. Estas estructuras confieren a la piel su **resistencia** mecánica y su **elasticidad** reversible. La degradación de este armazón colagénico es la responsable de las **arrugas.**

La dermis es más gruesa que la epidermis, su grosor es variable según las regiones corporales, pero puede alcanzar 1 mm. Contiene, las raíces de los pelos, de las glándulas, de los vasos sanguíneos y linfáticos, de las células conjuntivas, de las células libres del sistema inmunológico (glóbulos blancos), de pequeños músculos adheridos a la raíz de los pelos o músculos arrectores responsables de la erección de los pelos, así como de las estructuras nerviosas repartidas de manera irregular en el cuerpo; la dermis de la yema de los dedos, por ejemplo, abarca más terminaciones nerviosas que la espalda. Existen diferentes variedades de terminaciones nerviosas teniendo cada una de ellas una función sensorial específica (algunas para el tacto, otras para el dolor, la presión, la posición, el calor, etc.).

Distinguimos usualmente:

La dermis papilar superficial.

La dermis reticular. Más profunda, más densa, ocupa alrededor del 80 por 100 de la dermis. Está constituida por haces de fibras de colágeno. Esta capa es la que determina la resistencia a la rotura de la piel. Las fibras no están enredadas sin ninguna organización, sino que muestran una orientación. Esta disposición explica que cuando se perfora la piel, no se forme un agujero redondo, sino una hendidura alargada.

La dermis profunda está constituida por:
- tejido conjuntivo, una estructura que sirve de enlace y de apoyo entre los diferentes tejidos y órganos,
- fibras de colágeno, fibras elásticas que confieren a la piel flexibilidad, elasticidad y estabilidad,
- una sustancia fundamental compuesta de agua y de proteínas, una especie de gel donde están sumergidas las macromoléculas. Como haría una esponja, este gel va a captar el agua en la dermis y actuar, así, como reserva de hidratación,
- diversas células, entre ellas, los fibroblastos,
- las células del sistema inmunitario (linfocitos, mastocitos, macrófagos tisulares). Diferentes variedades de glóbulos blancos (macrófagos) que aseguran la defensa de esta parte de la piel,
- las glándulas sebáceas: están alojadas en la piel y segregan una sustancia grasa, el sebo, principalmente en los folículos pilosos. Cuando el sebo se libera de un folículo piloso, se extiende a lo largo del tallo del pelo hasta la superficie de la piel. Impermeabiliza, suaviza el pelo y la piel, es bactericida,
- las glándulas sudoríparas: son estructuras minúsculas alojadas en la dermis. Están repartidas por todas las regiones del cuerpo. Cada una de ellas está constituida por un tubo enrollado que segrega el sudor (líquido compuesto principalmente de agua, de sales y de residuos; el plasma es filtrado para convertirse en sudor).

HIPODERMIS

En dermatología, no forma parte de la piel, pero está en interacción con ella.

Aparece como una extensión profunda de la dermis. La densidad y la organización de la hipodermis determinan la movilidad de la piel. Es un tejido conjuntivo adiposo constituido por células conjuntivas, fibras conjuntivas y una sustancia fundamental. Las sustancias adiposas están agrupadas en lóbulos adiposos y permiten el almacenaje de grasas y lípidos y van a constituir un colchón de protección mecánica, térmica en cuanto aislante del calor y del frío y antichoques. El rol de la hipodermis es adaptarse a los movimientos de las estructuras situadas bajo ella (músculos, tendones, aponeurosis), pero también proteger al organismo de los golpes, gracias a su constitución grasa. Es en este nivel en el que se sitúan las reservas de grasa del organismo, que en el hombre se acumulan en el vientre y en la mujer en las piernas y los senos. En los animales, lo llamamos tocino. Según la región del cuerpo y el estado de nutrición del organismo, las cantidades de tejidos adiposos varían. En los párpados no hay lóbulos adiposos.

Después de la hipodermis llega el tejido conjuntivo laxo que rodea los órganos.

La piel constituye una barrera física que protege los tejidos y órganos subyacentes de las agresiones exteriores.

La piel evita las pérdidas de fluidos corporales, representa una membrana semipermeable frente a los líquidos exteriores y constituye una barrera eficaz frente a los microorganismos.

LAS FUNCIONES DE LA PIEL

Protección

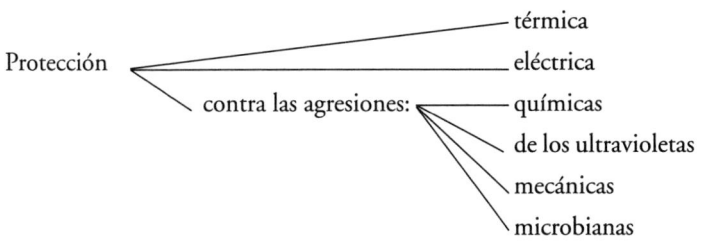

Protección: del exterior hacia el interior

- Térmica:
    — grasa (mal conductor de temperatura) en la hipodermis,
    — vasoconstricción (en caso de frío),
    — vasodilatación, transpiración: ½ litro por día (en caso de calor),
    — pelos que retienen el aire caliente.

- Eléctrica:
    — la piel es una frontera que detiene casi toda el agua y los cationes,
    — absorbe los aniones y las sustancias liposolubles,
    — está cargada negativamente, excepto en caso de inflamación, que se carga positivamente.

- Química:
    — las glándulas sebáceas segregan sebo que vuelve la piel flexible e impermeable al agua,

— los lípidos intracelulares sólo dejan pasar las sustancias liposolubles.

- De los ultravioletas: gracias a la melanina, es el bronceado.

- Mecánica:
  — por la capa de las células muertas (epidermis); nuestro pasado, nuestra historia,
  — la hipodermis: absorbe los choques, las fibras elásticas absorben las presiones.

- Microbiana: inmunidad
  — las células de Langerhans y los glóbulos blancos macrófagos de la dermis fagocitan los microbios,
  — el sudor, por su acidez, así como el sebo, matan las bacterias que no resisten el medio ácido,
  — el manto ácido-protector constituido por los ácidos grasos, el ácido láctico del sudor, los aminoácidos del tejido cutáneo y el gas carbónico se liberan por los poros, confieren a la piel una reacción ácido-protectora.

Protección: del interior hacia el exterior

- Impide la fuga:
  —del agua,
  —de la temperatura.

Sensación

- El sistema nervioso no puede funcionar sin informaciones del mundo exterior. Su actividad depende de estimulaciones. Asimismo, el cuerpo tiene receptores especializados que reaccionan a tal o cual tipo de excitación:
—ojo: radiaciones luminosas,
—oído: vibraciones de las ondas,
—lengua, nariz: excitación química,
—piel: temperatura, presión…

- El receptor sensorial transforma las estimulaciones mecánicas, químicas, térmicas… en mensaje codificado bajo la forma de impulsos eléctricos.

- El cerebro evalúa la diferencia entre dos momentos. Cuando tocan tu piel, inmediatamente sientes el contacto. Si permaneces en contacto durante dos o tres minutos, ya no sientes el contacto. Olvidas la sensación de tu ropa después de ponértela, la excitación disminuye entre el momento en el que no la llevas todavía y el momento en que te la has puesto. Dieciocho estimulaciones por minuto son necesarias para dar la impresión de continuidad: visual, auditiva, táctil.
    — Existen diferentes **tipos de nervios**. Las terminaciones nerviosas de la piel son específicas, cada nervio corresponde a un tipo de sensación precisa, a saber:
    — **el calor:** el nervio que corresponde a la sensación de calor es un nervio que toma la información y la transmite al cerebro de forma eléctrica. Por ese motivo, aunque

pongas hielo en ese punto y estimules este nervio, la información que llega al cerebro es de calor, puesto que este punto da la sensación de calor,
— **el frío,**
— **el dolor,**
— **la presión** (nervios situados en la base del pelo),
— **el contacto** (caricias).

Experiencias

Es posible hacer un test con la punta de un lápiz en el pómulo. Muy lentamente, vas a pasar de una zona de información de *contacto* a una zona de *frío* o de *calor,* incluso de *dolor*. Es posible notar la diferencia según el punto. Hacia los ojos, son más bien terminaciones de frío y en la mejilla son más bien terminaciones de contacto, de caricia. Una varilla calentada y puesta sobre el punto de la terminación del nervio (que da el frío) te dará la sensación de que la varilla está fría. La sensibilidad es, pues, puntual. Es tan importante como el número de terminaciones nerviosas. Los puntos para el dolor, el frío y el calor son los más numerosos. La cocaína anula las sensaciones de frío y de dolor y disminuye la sensación de calor. La menta aumenta la sensibilidad al frío. Estas informaciones recorren la columna vertebral, hasta el tálamo *vía* dos conductos nerviosos diferentes: uno para las informaciones relativas al dolor y la temperatura, el otro, hablando con propiedad, para el tacto (textura, dureza).

Expresión y comunicación

La piel es un órgano de comunicación, de expresión, que traduce las reacciones del sistema nervioso vegetativo. Esto es por su capacidad de enrojecer, de palidecer o de producir el fenómeno de la piloerección que acompaña la contracción brutal de los vasos sanguíneos, los músculos lisos anexos a los folículos pilosos se contraen y erizan el pelo de manera espectacular, de ahí la expresión popular de «poner los pelos de punta».

Termorregulación

La piel juega un papel en la regulación térmica por las modificaciones de su perfusión sanguínea y la eliminación líquida de sus glándulas. Cuando la temperatura exterior sube, los vasos cutáneos se dilatan (vasodilatación) para eliminar el calor interior; el flujo de sangre aumenta en la superficie de la piel que, en consecuencia, enrojecerá. La válvula de seguridad que constituye la transpiración entra en juego permitiendo la evacuación de calorías para evitar la insolación (de ahí la utilidad de beber más para orinar). A la inversa, cuando hace frío, los vasos se contraen (vasoconstricción) disminuyendo, así, el flujo sanguíneo; la sudación continúa pero en una cantidad mínima.

Los mamíferos tienen, a menudo, una piel recubierta de **pelos** que sirven principalmente para aislar el cuerpo del frío al crear una capa de aire caliente entre la piel y los pelos.

Los **músculos**, al moverse, también producen calor.

Respiración

La piel respira porque absorbe el oxígeno y expulsa el gas carbónico, es un auxiliar indispensable para la respiración pulmonar, representando alrededor de una centésima de su trabajo. La piel es capaz de aumentar, hasta un cierto punto, sus facultades respiratorias cuando la función pulmonar se encuentra obstaculizada, como consecuencia de una afección grave.

Función secretora

Nuestro cuerpo **fabrica** alrededor de un litro de sudor por día. Este sudor se fabrica a partir de la sangre y su composición es similar a la de la orina; varía en función de nuestra alimentación, de los medicamentos tomados. El sudor aligera el trabajo de los riñones y mantiene la flexibilidad de la piel.

Función excretora

La piel **elimina.** Las glándulas sudoríparas recogen del plasma sanguíneo, los desechos que eliminan la urea, el ácido láctico y el ácido úrico, el gas carbónico, los aminoácidos, el agua.

Absorción, digestión

La piel va a absorber lo que es liposoluble: las grasas y todos los productos aplicados en percutáneo.

Inmunidad

Algunas células epidérmicas desempeñan un importante papel en la protección inmunitaria del cuerpo humano.

Equilibrio

Los nervios situados en la planta de los pies envían sus sensaciones, sus informaciones, al cerebelo para permitirnos estar en equilibrio.

Reservorio sanguíneo

La dermis encierra una red de vasos sanguíneos que contienen alrededor de un 10 por 100 de la sangre en un adulto. Durante el ejercicio físico, los vasos sanguíneos de la piel se contraen para favorecer el aporte sanguíneo a los músculos. En el momento de un conflicto, la sangre abandona la piel en beneficio de los órganos.

Síntesis de la vitamina D

Esta vitamina liposoluble es necesaria para la absorción intestinal del calcio y para su fijación en los huesos, así como para la reabsorción de fósforo por los riñones y juega un papel esencial en otros fenómenos biológicos como la diferenciación celular y la inmunidad.

Encontramos en nuestra alimentación la provitamina D 1:
— que circula en nuestra sangre, llega a nuestra piel y reacciona a los ultravioletas,
— se transforma en provitamina D 2, que pasa por el hígado,
— luego se vuelve provitamina D 3, que ahora se dirige hacia los riñones,
— para convertirse en provitamina D 4, que se llama también vitamina D, indispensable para el crecimiento del esqueleto, porque estimula la absorción del calcio que se encuentra en los alimentos y que sirve a nuestro aparato digestivo.

Visión

Colores: ¡¡la piel ve y posee las mismas células pigmentarias que la retina!!

EMBRIOGÉNESIS

El epiblasto recubre el embrión y se transforma en ectoblasto (la hoja más externa); una parte va a dar nacimiento a una capa de células que se llamará la epidermis. El mesoblasto dará nacimiento a la dermis. De la cresta neural (nacida del ectoblasto) vendrán células llamadas melanocitos.

De la epidermis (ectoblasto) se derivan:
—pelos,

—glándulas sudoríparas,
—glándulas sebáceas,
—uñas (espesamiento de la epidermis que aparece desde la décima semana),
—glándulas mamarias, que aparecen desde la sexta semana; al nacer, chicos y chicas tienen glándulas mamarias idénticas.

Todas las glándulas (mamarias, sebáceas, sudoríparas) se derivan de una invaginación de la epidermis.

La sensibilidad *in utero*

Está presente al final de la séptima semana:
—el bebé flota en un líquido caliente,
— su talla aumenta,
—encuentra el útero,
—la presión, las vibraciones estimulan los receptores en su labio superior,
—lo que crea una transmisión nerviosa,
—y una respuesta.

- De la octava a la novena semana, las terminaciones nerviosas libres existen cada vez más alrededor de la boca.
- De la décima a la undécima semana, la sensibilidad aparece en la palma de las manos, en la extremidad de los miembros, en la parte frontal de los miembros.
- De la duodécima a la decimocuarta semana, todo el cuerpo está inervado, salvo la espalda y la parte superior de la cabeza.

Contacto - Calor - Alimentación - Seguridad

En el niño, una gran parte del cerebro está programado para el contacto con la madre. El niño construye su referente sobre mamá: alimentación/amor; contacto/seguridad; autoridad/ley. El contacto permite la seguridad y proporciona la capacidad de hacer la diferenciación entre el cuerpo (interior) y el mundo exterior. Está a la espera de encontrar su fusión y posteriormente busca su identidad (diferenciación).

CONFLICTOLOGÍA

GENERALIDADES

Existen diferentes formas de patologías de la piel así como diferentes localizaciones posibles que corresponden, cada vez, a una tonalidad conflictiva específica. O bien es el órgano el que está afectado (se observan placas rojas, por ejemplo, o granos), o bien es la función del órgano la que atrae su atención provocando picores.

Las lesiones orgánicas

- Eczema
- Psoriasis
- Herpes
- Melanoma
- Lunares
- Escaras
- Esclerodermia
- Postillas
- Fisuras
- Micosis
- Vesículas
- Eritemas
- Púrpuras

- Verrugas
- Zona/herpes zóster
- Arrugas
- Lupus
- Impétigo
- Lipoma
- Acné

Los signos funcionales

- Prurito
- Alergia
- Calor
- Sensibilidad al frío (friolero)
- Dolor
- Alopecia
- Hiperhidrosis

Localización

Punto pedagógico: las localizaciones
Por localización se entiende la parte del cuerpo; no el órgano, sino la zona corporal como, por ejemplo, el costado, derecho o izquierdo, la cabeza, la espalda o los pies. Esta localización corporal está unida geográficamente a lo que el individuo asocia *culturalmente* a esa zona (ambiente cultural, familiar, personal). Corporalmente responde a la pregunta inconsciente: «*¿Qué zona, qué células viven, cap-*

tan, reciben, de qué función se encargan, acogen el conflicto?». La localización se hace, entonces, como para los otros conflictos, según el contenido específico del conflicto, la vivencia, la emoción biológica.

He aquí algunos ejemplos evocados por los pacientes:
— **Piel:** contacto social.
— **Mucosa:** contacto íntimo (un ejemplo es el herpes, que se sitúa a menudo en el límite entre la piel y una mucosa, ahí se trata de una separación *semi-íntima*, como por ejemplo con su novia; es una relación a la vez social e íntima).
— **Cuero cabelludo:** temperamento ansioso; querer ser visto y tener miedo de serlo, querer esconderse.
— **Conducto auditivo:** sentirse separado de la voz de alguien; separación de lo que somos realmente; ya no nos escuchamos.
— **Boca:** conflicto del beso, «mi novia no vendrá más», o también vinculado a los alimentos o a la palabra «soy seropositivo. Si se lo *digo* a mi madre, la mato».
— **Labio** partido por el medio: la madre, autoritaria, quita la palabra.
— **Párpados:** vinculados a las miradas.
— **Rostro:** separación de tipo de identidad, «perder la dignidad».
— **Fosa del codo:** personalidades tímidas que tienen dificultad para ponerse en contacto con el padre, con la sociedad; dificultad *para abrirse*.
— **Puño:** cara anterior, sentimiento de ser dominado-a. Cara posterior del puño y de la mano, deseo de domi-

nar, con deseo sexual o una necesidad difícil de reprimir.
- **Dedo pulgar:** problemática de separación oral; ejemplo: dejar de mamar deja una herida afectiva abierta.
- **Dedo meñique:** dedo de la comunicación secreta.
- **Pecho izquierdo:** por una separación madre/hijo.
- **Pecho derecho:** por una separación de pareja o de otro ser querido (para una diestra).
- **Ombligo:** apego muy prolongado al pasado fetal.
- **Nalgas:** lugar íntimo, carnal.
- **Raya entre las nalgas:** indeciso, el culo entre dos sillas.
- **Rodilla:** conflicto de sumisión en una separación, «ponerse de rodillas», personalidades tímidas a las que les cuesta entrar en contacto con la sociedad, les cuesta *abrirse.*
- **Pantorrillas:** sobre la cara externa, *mis padres se pegan como una lapa.*
- **Pie:** duelo no hecho.
- **Pies, piernas:** ambivalencia mezclada entre separación y deseo de ir hacia la persona, etc.
- **Miembros superiores:** vinculados al padre; **inferiores:** a la madre.

Trastornos del comportamiento

Punto pedagógico: los síntomas psíquicos
Una misma vivencia puede ser vivida en el plano **físico, cerebral o psíquico.** Porque toda persona puede ser:
- encarnada (eczema, por ejemplo),

- disociada de ella misma, de sus emociones (migrañas, tumores **cerebrales**),
- proyectada en lo virtual con tanta fuerza que está disociada de la realidad, que no consigue gestionar (trastornos **psíquicos**).

Y esto concierne a todos los conflictos que leerás en este libro.

En el caso de los conflictos siguientes, he aquí los **comportamientos** que, a veces, se podrán observar:

1. En el caso de un conflicto de separación:
La persona está distraída, en la luna, porque el espíritu está acaparado, está en otro lugar, con aquel/aquella que echa de menos. El **sujeto está ausente de sí mismo.**
Pérdidas de la memoria reciente.
Pérdida de la noción del tiempo.
Si varios conflictos de separación tienen lugar al mismo tiempo, puede sobrevenir la irritabilidad, porque numerosos conflictos acaparan.

Las mujeres que hacen ***bronzing,*** sesiones de ultravioletas *(ultra violadas),*[2] se exponen *(sexo pausa)*[3] sin fin en la playa para recibir el máximo de sol. A veces esto es debido al hecho de que no se han sentido reconocidas, **miradas**

---

2. Juego de palabras en francés entre: *ultraviolets* –ultravioletas– y *ultra violées* –ultra violadas–. *(N. de la T.)*
3. Juego fonético en francés entre: *s'exposent* –se exponen– y *sexe pause* –sexo pausa–. *(N. de la T.)*

por su padre, quieren acercarse a él *(a menudo el sol está asociado simbólicamente al padre).*

Siguiendo esta misma idea, la persona puede ser extremadamente **friolera** por falta de calor, *que ella no sabe darse.* Aquí se trata de un conflicto de separación central.

2. En caso de conflicto de contacto impuesto, de conflicto de agresión:
El sujeto se cree malo, incluso agresivo; esto puede desencadenar crisis de violencia para defenderse.

EPIDERMIS

Conflicto del bebé gato
El bebé gato necesita constantemente el contacto con su madre, así se siente tranquilo.

Órganos tocados

Epidermis y nervios sensoriales.
Localización: *véase* más arriba en este capítulo.

La vivencia biológica conflictiva general

La tonalidad central es social.

CONFLICTO DE SEPARACIÓN

Existen tres grandes tipos de conflicto de separación:

- **Separación real mal vivida.**
Ruptura del contacto físico. Pérdida de contacto con la madre, el rebaño, la familia.
En la naturaleza, la pérdida de contacto con la familia o el rebaño puede ser fatal, ¡es por ello un conflicto muy importante! Los conflictos más graves y más grandes son con la madre. Ausencia de contacto = conflictos mortales, porque en la naturaleza la ausencia de contacto quiere decir la muerte (véase el bebé que está en una incubadora y que llora de terror).
- **Miedo a ser separado, a quedarse solo.**
- **Falta de comunicación.**

Un **niño**, después de un conflicto de separación, tiene muy a menudo un eczema **generalizado por todo el cuerpo,** porque él funciona dentro de una **globalidad.** El adulto tendrá más fácilmente una patología localizada sobre tal parte del cuerpo; su vivencia es mucho más matizada, más específica.

PRECONFLICTO: No estar unido a sí mismo.

Punto pedagógico: preconflicto
Todo el mundo no sufre una separación de la misma manera,
1. algunos se alegran de ello,
2. otros no le hacen caso,
3. otros todavía están anonadados.

¿Por qué? ¿Cuál es la diferencia entre estos tres grupos de personas? Es interna en cada uno, es lo que llamo el preconflicto, que es lo que hace que la primera vez que vivo esa experiencia, la sienta de esta manera y no de otra manera.

En el caso de una separación mal vivida, es probable que la persona esté estructurada sobre la necesidad de la otra, de la relación con el otro para estar bien, para ser uno mismo, para sentirse en seguridad, existir, etc. Esto tendrá como consecuencia una necesidad compulsiva del otro, una dependencia vital de la relación, incluso una identificación con la calidad de la relación. Viviendo la ausencia de contacto con el otro como que le falta algo, de separación, de pérdida; esta persona tendrá como solución rellenar, fabricar; estará en el tintero y será la persona que toma el rol de rellenar.

Cuando nos sentimos rechazados, abandonados, solos, ¿quizás es de sí mismo de quien uno se siente separado?

Observaciones: El niño tiene necesidad de contacto

Cuando una separación dura más de dos horas, los genes DOC, en el cerebro, disminuyen su actividad de crecimiento. En cambio, en cuanto hay contacto, una presencia durante al menos dos horas, la actividad cerebral se triplica. Lo que explica la gravedad de los conflictos de separación, de pérdida de contacto y de contactos no deseados. No deduzcas por ello que el niño, en el caso de una ausencia de dos horas, tiene el cerebro que se ablanda completamente pero, en todo caso, no está estimulado en su crecimiento y en la multiplicación de sus sinapsis. Es por eso por lo que los contactos por Internet, o por correspondencia, no tienen las mismas consecuencias cerebrales, biológicas, que el contacto directo, **vivo y vivificante con una persona.**

Sentido biológico de la localización de los conflictos de separación en la epidermis

El tacto es el sentido más desarrollado en el ser humano. Los conflictos de separación están integrados biológicamente en términos de piel y, por lo tanto, pueden conducir a enfermedades de piel, de epidermis. En los monos, las caricias juegan el papel de calmar las tensiones, de evitar los conflictos.

¿Cuál es la utilidad de la ulceración de la piel en el momento de conflictos de separación?

¿Qué aporta la patología a la fisiología, según la frase consagrada?

Ejemplo: la señorita X es italiana de nacimiento pero muy bien integrada en Francia. Decide irse por un año a México. Antes de su partida, regresa a Italia y vuelve de allí con semejantes descamaciones en las plantas de los pies ¡que los pela como pelaríamos una cebolla! El conflicto de separación sigue el camino de un contacto que ya no tiene.

Para ella, la planta del pie es igual al contacto con sus raíces, su tierra natal, de la que ella se separa dolorosamente. La epidermis está compuesta por células muertas. La epidermis ya no es «nosotros», es lo muerto con lo que estamos en contacto para permitirnos el contacto con lo vivo. ¡En nosotros, la epidermis es el pasado que toca el presente!

Tomemos otro ejemplo: los callos del trabajador manual. En sus manos se forman durezas, el tiempo necesario para protegerlas de las quemaduras debidas al esfuerzo. ¡Es una protección local, así como lo es la dermis! «Y cuando ya no trabajo, ya no necesito protección, callos, durezas, epidermis espesa; me descamo en exceso, el callo desaparece».

Esta alteración de la piel es la vivencia biológica de la descamación, de las ulceraciones, que acontece después de un conflicto de separación = la desaparición de este lugar de contacto, memoria del vínculo entre yo y el pico, yo y la tierra de los ancestros, yo y las cuerdas de la guitarra. Pero también la separación de los mimos de mamá, los besos de mi novia, etc.

De este modo, **al conflicto de separación le sigue un duelo, una etapa no aceptada.** Vivir no es satisfacer todo, pero sí aceptar las frustraciones, la pérdida de contacto con el «pequeño» de mamá, el biberón, la casa cuando nos mudamos, una mamá cuando nace un hermano, la familia cuando empezamos el colegio, la muñeca perdida, la bici robada, la amiga cariñosa que deja de serlo, etc.

Por otro lado, si provoco microulceraciones en mi epidermis, puedo sentir más el hecho del riesgo que corro a perder el contacto.

Fase de enfermedad

Fase de estrés:
La piel es rugosa al tacto, pálida, mal irrigada, fría.
La sensibilidad cutánea es cada vez más reducida. El paciente siente poco o nada. Este hecho, en efecto, puede ir hasta la pérdida de sensibilidad, la anestesia.
Pérdida de la memoria reciente.
A menudo, sólo hay picores en la piel, hormigueos, prurito.

Fase de reparación:
La piel enrojece, se vuelve muy caliente y puede inflamarse y, por lo tanto, formarse un edema. Estas manifestaciones o erupciones se llaman exantema, dermatitis, neurodermatitis o eczemas supurantes.

Se trata primero de signos de agravación. La piel parece enferma. Pero como la fase activa ha podido durar mucho tiempo, la fase de reparación puede, en consecuencia, prolongarse. Además, pueden producirse recidivas que frenan el tiempo del conflicto activo y los signos de curación; recidivas seguidas de nuevas fases de curación, que alargan este proceso.

En caso de reparación importante de la piel y del conflicto activo de separación, dándose esta situación al mismo tiempo, las manos permanecen frías.

> **Punto pedagógico: ¡los síntomas de curación!**
> Cuando un órgano ha sido agredido (por el ácido, por ejemplo), va a necesitar algún tiempo para recobrar su salud y recuperarse. Tras una insolación, se necesitan algunos días para que la piel se recupere de sus quemaduras. Asimismo,

después de una rotura, fractura, el esqueleto requiere de un plazo de fijación antes de que podamos reutilizar el miembro curado. Después de una indigestión, debemos reposar y esperar a que el estómago se recupere y después podremos volver a tomar comidas pantagruélicas. Este plazo es normal, fisiológico, se acompaña de síntomas, de signos físicos específicos tales como la fatiga, a veces el dolor, fiebre, infección, inflamación. Todo esto es muy comprensible.

Para cada aparato y cada órgano, vamos a encontrar signos de reparación, de convalecencia específicos. Se trata de signos físicos de la fase de reparación o fase de vagotonía, del nombre del nervio *(el nervio vago)* implicado muy a menudo en el trabajo de vuelta a la normalidad.

Eczema

Evoluciona de las capas superficiales a las capas profundas. El **diagnóstico** *se hará sobre el historial clínico, por un médico: los glóbulos blancos se multiplican, a menudo está asociado a una alergia con inflamación, infiltración de la dermis.*

La vivencia biológica conflictiva

La tonalidad central es *social*.

RUPTURA DE CONTACTO
Enfermedad de los «examados»… o que temen serlo.

«¿De qué estoy separado-a, de qué no soporto estar separado-a, de qué parte de mí también estoy separado-a?».
Eczema generalizado: separación brutal, total y precoz.

Costra láctea (forma de eczema en el recién nacido): Conflicto de separación en el bebé. Ejemplo: su cabeza, que ya no reposa más en el fondo del útero.

Pistas para explorar prudentemente
Por seguridad, se debe dejar hablar al paciente: «*PARA TI, CONTACTO = ¿QUÉ?*».
Exhumano - examante - examado.
Mi cuerpo es una tumba.
«Me hubiese gustado un contacto que me diese seguridad». (Salomon Sellam).
Cólera acompañada de ahogo y de desvalorización.
Eczema atópico, alergia atópica: «Me parece extraña la separación, es la extrañeza en la separación. Hay un inconveniente a que yo sea como todo el mundo».

Ejemplos

Separada de la posibilidad de contacto
Su sobrino vive cerca de su casa. Ella no lo ve nunca. Un día, él la llama por teléfono para decirle que va a mudarse lejos. Es un *shock*. Ella está **separada de la posibilidad de contacto**. Él se va a ir lejos. Ella no está casi en contacto, pero deja de

tener la posibilidad de estarlo. Estamos en lo virtual. Ella no lo verá ni más ni menos.

Eczema en la pierna
En la derecha, cuando mi madre **se va** al trabajo se separa de mí y, en la izquierda, cuando ella **vuelve** del trabajo y no me da besitos, no es cariñosa, se separa de mí.

¿Y los bebés?
Ha empezado un eczema cuando su padre ha dejado de hacerle cosquillas; él estaba menos presente pues trabajaba más.

> **Punto pedagógico: ¡Terapia de los niños! ¿Cómo?**
> Cuándo un niño tiene un síntoma físico, ¿cómo ayudarle a reencontrar el origen de su conflicto? Indudablemente se puede dar el caso de que sea demasiado joven para hablar, o de que tenga dificultad en responder a las complicadas preguntas de los adultos. Le es imposible poner en palabras sus emociones, ¡simplemente porque *está dentro!* Las vive intensamente, sin distancia. Entonces el terapeuta se apoya en la ayuda del padre y de la madre, quienes pueden aflorar la historia de su niño. Si esto les resulta imposible, podemos deducir rápidamente de dónde viene el problema del niño: ¡su vida no interesa a sus padres!

Eczema en los labios
La señora X tiene eczema en los labios. Su *shock:* no ha podido hacer la respiración artificial a su padre muerto, y tenía que hacerlo, pero tenía sangre en la boca. El eczema le sale después de haber revivido la escena en un juego de roles.

Eczema del conducto auditivo externo

La señora X se queja de irritación en los oídos. A los dieciocho años tiene un *shock:* fue separada de la voz de su madre y de la de su abuela. Al tomar conciencia durante la sesión terapéutica, su oído izquierdo se libera.

Eczema en el codo

Desde la edad de los dos años, la señora X tiene eczema en la fosa del codo y en los huecos poplíteos (detrás de las rodillas); el eczema es seco y **pica aún más por la noche.** Cuando tiene dos años, su madre vuelve a retomar el trabajo, es maestra en una guardería; cuando vuelve por la noche, ya no tiene paciencia. La niña se siente incomprendida, sola e ignorada. Hoy por hoy, esta situación se ha complicado un poco más; ella no se siente **apoyada** en sus proyectos. El bebé se duerme en los brazos de sus padres y, a menudo, sujetan al bebé entre el hueco de sus rodillas.

Eczema en los isquiones

La señora X tiene un eczema en los isquiones izquierdos. No quiere la banqueta sino la comodidad del asiento. Porque sentada con las piernas cruzadas, es esta parte izquierda la que toca el asiento y quiere decir: «descanso». Cada día en el trabajo, se levanta: proveedores, agitación. Y por la tarde, hacia las 16:30 h, va por fin a por su hija a la escuela, vuelve a ser mamá. Se relaja y soluciona su conflicto de separación que ha durado todo el día. Se siente separada del asiento que para ella quiere decir: «me ocupo de mi hija, estoy con ella».

Eczema de los párpados y de los oídos
Siendo una niña, es curiosa y hace preguntas que se quedan sin respuesta. Padres y niña: sin relación. Se siente sola y no puede comunicar.

Eczema de los pies
La señora X tiene eczema desde la muerte del kinesioterapeuta, que era el único que le hacía reír; estaba un poco enamorada de él; él le daba un masaje en los pies todos los días de la semana; el fin de semana lo pasaba en conflicto, en simpaticotonía, excavaba en su epidermis, y durante la semana su sistema estaba nervioso, estaba vagotónico, en reparación, con la aparición de costras importantes.

Eczema en los párpados, en los oídos, en el ano
La señora X
1/ Nacimiento: 8/45: 1.er ciclo.
2/ Independencia: 3/67: 2.º ciclo. 21 años y 7 meses.
3/ Nueva partida de ciclo 10/88; 3.er ciclo. 43 años y 2 meses.
0 + 3 años: nacimiento de su hermana; quiere ahogarla porque está celosa, se siente sola.
21 años y 7 meses + 3 años: gran depresión, se siente completamente al margen, separada.
43 años y 2 meses + 3 años: aparición de eczema seco en oídos, párpados.

Por otro lado, a la edad de 4 años, la operan, le quitan las amígdalas sin dormirla; siente a un hombre que está detrás de ella y le sostiene la cabeza. Desde entonces se siente mal, en peligro, tan pronto como alguien se encuentra detrás de ella; lo entiende y, luego, lo soporta.

A menudo siente un sentimiento de vacío, de desfase, de no estar en su lugar, excluida. De niña, su padre no la mira, no la escucha, lee el periódico en la mesa, escucha la radio. Ella se quiere hacer la interesante para que él la mire y la escuche, pero ningún contacto. Él mismo no ha sido criado por su padre, sino por tres mujeres; después se casa, tiene dos hijas: de nuevo tres mujeres; se queda en la fase infantil. Cuando la señora X tiene 33 años, vive un *shock* desencadenante, una ruptura afectiva, se siente débil, separada: es el principio de su fisura anal.

Punto pedagógico: Ciclos biológicos memorizados
Marc Fréchet ha observado la presencia de *ciclos biológicos,* de los cuales el primero empieza en nuestro nacimiento y el segundo en nuestra toma de autonomía, es decir, cuando nos volvemos autónomos de nuestros padres (servicio militar, matrimonio, primer empleo…), el día en el que nos bastamos a nosotros mismos en cuanto a la subsistencia. Para Marc, cuando salimos de nuevo a vivir este nuevo camino, volvemos a poner los relojes biológicos a cero. Es como volver a nacer. Por ejemplo, si la señora X se casa a los 20 años y, en consecuencia, ya no es dependiente de sus padres (pero sí de su marido), empieza su nuevo ciclo. Si a la edad de 6 años ha sufrido una mudanza, a los 20 años + 6 años se encontrará con la misma emoción que tuvo a los 6 años y querrá mudarse para hacer y decidir lo que ella ya sufrió, por ejemplo, si el estrés ha sido fruto de sentirse víctima. O, sencillamente, la cambiarán de ocupación en su trabajo y ella lo vivirá como un traslado insoportable. Como resultado, una depresión, un conflicto de nido/seno

izquierdo u otra patología, **en función de la experiencia de la primera vez,** a los 6 años. Así, este ciclo permite al psico-bio-terapeuta encontrar el acontecimiento no dicho, escondido, reprimido, que va a reprogramar las vivencias futuras.

Eczema en el seno izquierdo
Una niña tiene once meses más que su hermano y lo protege, lo mima. A los 6 años, el padre se ausenta para retomar sus estudios y sólo vuelve en vacaciones. La madre también retoma sus estudios. A ella le sale el eczema desde que, hacia los 12 años, su hermano la critica: «*Culo gordo, eres fea*»; ya no se entienden, es el fin de la complicidad. *Shock:* conflicto de separación con un niño mimado; el seno izquierdo se agrieta, es doloroso y supura, el conflicto tiene altos y bajos. A los 17 años, el día de su cumpleaños, sus padres se divorcian y olvidan que es su cumpleaños. Gran *shock:* ella siente el abandono, la familia rota, todo se derrumba.

Eczema de un bebé de 3 meses
Localizaciones: mejillas, hombros, codos, miembros inferiores. La madre no ve conflicto de separación. Tiene 27 años y se independizó a los 19 (véase *Cycles,* de Marc Fréchet). Antes de la concepción, ella es celosa y encuentra a su familia política demasiado presente; quiere la exclusividad de su marido, no le gusta su cuñado. *Su proyecto personal* para su futuro bebé es tener a su marido sólo para ella y crear una familia. Antes de su embarazo, tiene un **gran conflicto por anticipar los acontecimientos:** «Me costará dejar a mi bebé lejos de mí, especialmente en los brazos de mi familia polí-

tica». Durante su embarazo, vuelve a casa de su madre. Da a luz con retraso: en la maternidad, no quieren que le cojan el bebé. A los dos meses, el cuñado se va al extranjero, es la solución del conflicto, el alivio. Ella todavía no puede dar ni prestar a su bebé: «No es el tuyo» parece que dice siempre con sus ojos.

Enfrente (secuencia M. Fréchet)
```
0 .................................. 19
8 ...................................27
```

Ella es hija única y muy querida. A los 8 años, en junio, nace su prima; está celosa, la familia quiere a otra. En julio, la llevan por primera vez de colonias. En agosto, muerte de la bisabuela (llora durante la terapia recordándola). Pero algunos meses antes, en el parto, en enero, se entera de que la bisabuela está en el hospital pero no tiene derecho a verla *(shock)*; es un **enorme conflicto de separación «¡¡si hubiera estado a su lado y la hubiera visto, hubiese vivido!!»**.

Eczema a los 68 años
El señor X tiene sus primeros síntomas a la edad de 68 años. Su padre muere a la edad de 68 años. Y su hermana muere cuando él tenía 34, la mitad de su edad. *Shock* desencadenante: una alumna pintora (él es profesor) decide dejar la pintura, algo se ha roto, es como si muriese: simbólicamente pierde, por segunda vez, a su hermana pequeña, de la que él era el hermano mayor.

Eczema en los pies
Una mujer, que vive en pareja, «por casualidad» lee el diario de su compañero: «¿Debo dejarla? ¿Es posible una relación amorosa con X?». Ella ríe, no lo entiende enseguida, después el *shock*. Varios días más tarde: eczema en los pies, después en todo el cuerpo. Curación tras dos meses y medio; se da cuenta leyendo esas frases que se puede quedar sola.

Psoriasis

Presencia de células de Langerhans: queratinización, descamación, inflamación, ulceración. Proliferación de los queratinocitos inmaduros que migran demasiado pronto a las capas superficiales.

> ### La vivencia biológica conflictiva
>
> **«Rechazo el contacto conmigo mismo. Para no ser rechazado, no debo ser yo mismo, si no, me van a agredir, a hacerme daño: hay que cambiar de piel».**
> Conflicto de sentirse separado de uno mismo, de su identidad. Rechazo el contacto para no ser rechazado.
> Conflicto de agresión.
> Conflicto de contacto obligado.
> Para la psoriasis, nosotros vamos siempre a buscar los conflictos de agresión y no únicamente los conflictos de separación. Es esto lo que mantiene a menudo el conflicto.

Esto puede ser: «El contacto me resulta insoportable». Sentimiento de agresión, necesidad de protegerse.

Sobre un cuerpo afectado de psoriasis, encontramos muchas más células muertas de lo habitual. Es muy espeso. Se vuelve casi como el cuero, como alguien que toca la guitarra y que tiene callos en los dedos. Hay: «Estoy a la vez separado de mí mismo y agredido».

«Para permanecer en contacto con (mi padre…), debo separarse de mí mismo, si no, estoy en peligro, soy un objeto».

Pistas para explorar prudentemente

Falta de protección paterna. (Salomon Sellam)

Quiero cambiar de piel.

Cólera vinculada con la muerte.

Conflicto de doble separación: dos conflictos de separación, de los cuales, uno en conflicto activo, el otro en curación (dos acontecimientos diferentes). En ese momento, las placas de psoriasis aparecen. Es decir, que una persona tiene un primer conflicto de separación, luego lo soluciona. A continuación, tiene un segundo conflicto de separación con un segundo acontecimiento, pero grabado en la misma zona cerebral y cutánea. Conclusión: esta persona está en presencia emocionalmente y biológicamente de un conflicto de separación en solución y de un conflicto de separación activo.

«No estoy integrado en los planes del otro».

«El mundo no me interesa, rechazo y me siento rechazado, fuera de tiempo. Me siento morir. Rehúso tomar la responsabilidad de mis sentimientos». Bernard Vial
Separación vivida en femenino y en masculino.
Conflicto de independencia y al mismo tiempo conflicto de dependencia.
Conflicto de separación y conflicto de identidad.
Igualmente para el conflicto de los ganglios: «¿Quién soy?».
Conflicto del intocable: «Convierto el contacto en algo asqueroso para no ser tocado (a menudo, memoria de tocamientos o de agresión sexual) o porque no merezco que me toquen».
«No soy digno de ser amado».
«Alguien severo conmigo».
Psoriasis en la pierna: divorcio, obligado a irse.

Punto pedagógico: para encontrar la tonalidad conflictiva de un paciente

Cuando se pregunta a la persona, el recurso o el objetivo, o lo que le falta, se tiene una idea del problema. Si le preguntamos de qué careció o lo que desea, y ella dice «tranquilidad», por oposición, se sabe que carece de ella, pues pudo ser agredida. Y si dice: «Lo que me falta es contacto, es el calor de la presencia», se tiene una idea de que ella ha vivido la separación. Es un marco de contraste juicioso.

Ejemplos

Hija de actriz
Una mujer joven quería estar en contacto con su madre actriz muy rechazante, egocéntrica: «Tengo que separarme de mí misma, si no, estoy en peligro, soy un objeto».

Cuando juego un rol es cuando puedo, finalmente, ser yo
El señor X viene a la consulta por la psoriasis. A la edad de 10 años, el último día de colegio, escribió en la pizarra, dirigido al profesor de Historia: *«Buenas vacaciones y le deseo que reviva su infancia»*. El profesor llega y pregunta quién ha escrito eso; él, sin desconfiar, responde: *«Yo»*. El profesor le lleva al director para que le ponga un castigo, pero es el último día de clase, es imposible, ¡entonces le prohíbe ir a la escuela durante un año!

Hasta ese momento todo iba bien: familia, estudios, era considerado un buen chico. Al año siguiente, tiene que irse lejos, a un internado, con los «duros». Se ve obligado a luchar para sobrevivir, lejos de su familia, que él adora, de su madre, a la que sólo la ve los fines de semana, cuando no está castigado. De hecho, siempre está castigado injustamente (el director le castiga mientras que su madre es hospitalizada y lo reclama). Por lo tanto, siempre se siente separado de su familia, de su madre, de sus referencias, de su identidad, de su estatus. Tendrá enuresis (hacerse pipí en la cama) hasta el día en que, más tarde, tendrá una habitación para él. Para sobrevivir en este internado de *duros,* tiene que separarse de él mismo, componer, crear un rol de *duro*. Después, tiene muchas relaciones amorosas: busca el contacto fusional, pero siempre está separado de alguien. Se ha casado tres veces, cada vez con hijos, así pues, separado siempre de alguien, de un niño. Actor de teatro en Bélgica, *hace trampas, se convierte en otro,* porque tiene miedo de que le juzguen mal por sus tonterías. Cuando era niño, los profesores eran muy severos. Trampea siempre para protegerse de los demás (el otro), se pone una pantalla entre su identidad y los demás (el otro). *«Sólo cuando interpreto un papel es cuando puedo, al fin, ser yo mismo»,* me dirá.

Sin contacto óptimo
De niño, el señor X no tiene ningún contacto con su padre que, ahora, está muerto, pero quedan remordimientos, amargura: *«Hubiera querido el contacto».* En la sesión, le hago ejercicios de P.N.L., él me dice: *«Perdona, tengo la impresión de que no coopero bien»* y entonces lo entiendo: quiere una buena relación con todo el mundo, verifico y le pregunto: *«¿Tienes la impresión de que nosotros no estamos bastante en contacto?»;* *«Sí».* En la vida, él ve lo que falta en la relación, no lo que hay. Su conflicto es un conflicto de separación con su imagen óptima de la relación.

Psoriasis en la nuca
La señora X tiene psoriasis en la nuca tras la muerte de su padre. Él la cogía por la nuca cuando era pequeña; no sabía hablar de sí mismo, de sus emociones, de su amor por ella; la única palabra, el único lenguaje: tocarle la nuca.

Entre dos mujeres
El señor X quiere a su mujer y a su amante: a la amante por su estética (él es cirujano plástico y la ha retocado) y a su esposa

por su fidelidad. Cuando se va con su amante de vacaciones, se siente separado de su mujer y, sobre todo, se pone en su lugar: «Debe de sufrir al sentirse separada de mí» y, al mismo tiempo, él soluciona el conflicto de separación con su amante: llegada de la psoriasis. Este suceso llega coincidiendo (ciclo de Marc Fréchet - 20 años antes) con el momento en el que ha sido despedido de un puesto de responsabilidad, separado. Además, su **ego** se siente humillado (hizo una necrosis en el **dedo gordo del pie**).

Psoriasis del orinal
El señor X tiene una psoriasis que empieza en cuanto el tiempo cambia, justo antes de la lluvia; durante la lluvia está bien. Se siente entonces como en un lugar lleno de fango, como una esponja con agua sucia y estancada. El *shock* es el siguiente: de niño, su madre tira su orinal (con sus necesidades) en los váteres comunes, una cabaña en el jardín con un agujero, y veía correr las ratas en ese lugar. En estos aseos, el aire siempre es húmedo, incluso en verano; afuera puede estar seco, desde el momento que va a esos aseos, se encuentra mal y no quiere estar en contacto con ese lugar (asqueroso, ratas) y debe estar: conflicto de contacto impuesto. A los treinta años, compra una casa que no ha sido habitada desde hace diez años. Los inquilinos precedentes hacían sus necesidades en un orinal; había igualmente ratas en el granero y un problema de desagües, porque la casa es más baja que el sumidero. Esto desencadena su psoriasis.

Psoriasis en la mano

Una niña de dos años tiene miedo a caer en un agujero cuando está en los brazos de su madre. Luego, no soporta la separación de sus padres entre ellos (son fusionales); si no, le va a pasar algo al que está solo, sobre todo a su madre.

Adulta: 14/7/94, su marido le dice: «Te dejo dos días para ir a hacer bicicleta»; *shock:* sentimiento de *vacío bajo los pies*: primeros síntomas de psoriasis.

En 8/94, cree que está embarazada: alegría, imagina al niño en sus manos.

Finales agosto 94, sus reglas vuelven, está decepcionada y llora, *shock* de separación.

En 9/94, en la mano derecha, después en la izquierda; en la palma: psoriasis.

10/12/94, anuncio de un nuevo embarazo: alegría y miedo a perder el bebé.

31/12/94, se entera de que espera gemelos: ¡bebés llenos de manos! la psoriasis desaparece.

4/96, el bebé no quiere seguir mamando.

4/96, psoriasis en la palma de la mano izquierda.

6/96, busca seriamente trabajo, con la ambigüedad del miedo a ser separada del hijo: psoriasis mano derecha. Para ella, todo se resuelve mejor a dos. Ella depende totalmente del otro. Quiere que su hijo aprenda todo de ella. Tiene miedo a ser abandonada. **De hecho, está sin contacto, pero fusional.**

Cuero cabelludo

Una joven tenía problemas para mantener una buena relación con sus amigas del colegio. Perdía una buena amiga, encontraba otra, y esto volvía a pasar continuamente. Tenía psoriasis en el cuero cabelludo.

Vestidos
La señora X tiene un conflicto de infancia hasta la edad de 18 años, porque es su madre quien escoge por ella sus vestidos, vestidos que, además, a ella no le gustan: se siente mal consigo misma,[4] sus vestidos = piel; desde entonces, no soporta que le impongan nada. A la menor imposición, ¡se separa de ella misma!

Psoriasis en el cráneo y enfermedad de Crohn
El señor X se siente traicionado por su tía, que lo ha criado y que lo lleva a la justicia: entra en conflicto con su familia y, además, siente una falta de amabilidad teñida de fechoría.

Estación
3 años, *shock:* mudanza, cambio de región.
6 años, *shock:* primer curso de primaria: ambiente muy duro.
12 años: mudanza hacia un paisaje grisáceo, húmedo.
24 años: la relación con su padre se vuelve difícil, sin comunicación.
25 años: se va al extranjero. Aparición de la psoriasis.
    Se siente separada de su país, del ambiente de la granja. Nueve meses más tarde regresa, vuelve a ver a un amigo, la tierra: enseguida se cura su psoriasis. Se va de nuevo durante

---

4. En francés, «se siente mal consigo misma» se dice *mal dans sa peau,* cuya traducción literal sería «sentirse mal en su piel». *(N. de la T.)*

el invierno que es frío, gris, húmedo. Todos los inviernos, a partir de esa fecha, los vivirá mal, como una separación del verano, porque para ella: verano = felicidad; invierno = no le gusta. Está en conflicto de separación con la atmósfera del campo.

Bajo los dedos del pie

Doble conflicto de separación: «Me siembro, me expando sobre mi madre para que se dé cuenta de mi existencia, para estar en contacto con ella; me expando para que mi padre se dé cuenta de mi existencia, para estar en contacto con él». Cada célula por separado contiene todos mis genes, cada una de mis células de epidermis depositada sobre el suelo me representa, como un enviado especial, como una delegación.

Psoriasis por identificación

El señor X entra en el ejército a los 21 años y siente que esta situación va a ser dura para su madre, que debe de sentirse sola: la psoriasis se pone en marcha; tiene miedo de no poder tener permiso para reunirse con ella: el conflicto se mantiene en desequilibrio durante diez años hasta que se calma. Un jefe nuevo llega un día: problema de comunicación, miedo, desvalorización: gran estrés: nuevas placas: orejas, esternón, codo; el jefe se va dos años más tarde, todo se calma. Después sobreviene el fallecimiento de su suegra, empatiza con su mujer y sufre la separación: fuerte crisis de psoriasis. Conflicto de separación por identificación en la relación. Fuente: la madre. Ella pierde a su padre a los cinco años, da a luz a un hijo muerto a los veinte, después concibe, hacia los cuarenta años, al que es actualmente mi paciente para reparar, mantener el contacto para siempre de forma inconsciente. Él está atrapado en este rol, este *proyecto-sentido* y cada gran estrés despierta esta programación dolorosa.

✳

Herpes

Enfermedad infecciosa contagiosa provocada por el virus herpes simplex. *Sensación de fuego, seguida de rojez que se corona por un ramillete de vesículas.*

El herpes se encuentra generalmente alrededor de la boca y en las partes genitales, en el límite de la piel y la mucosa, es decir, en los **límites del interior y del exterior.**

Se trata de un problema de epidermis, de mucosa y de nervio.

La vivencia biológica conflictiva

CONFLICTO DE SEPARACIÓN SEMI-ÍNTIMA PUNTUAL

La mucosa quiere decir intimidad.

«Hace bastante tiempo que no veo a nadie»; «Te veo - te dejo».

Los nervios traducen el conflicto de proyecto.

Ejemplo: «¡Espero el beso en el andén de la estación y le tren no llega!».

> **Pistas para explorar prudentemente**
> Herpeto =[5] reptil.
> «Debo arrastrarme para besar».
> Frustración frente a los deseos insatisfechos, no dichos por miedo a engendrar problemas.
> «El aire pesa en mi hogar, atmósfera pesada, rabia interior».
> Secreto vinculado a la sexualidad.
>
> **Localizaciones:**
> Herpes bucal: no tenemos nuestra cuota de besos.
> Herpes en los ojos: miedo a no ver más a la persona.
> Herpes en la nariz: la persona es más olfativa en su manera de ser: estar separada del olor de…
> Herpes labial: «Estoy furioso, me arrepiento de eso que he dicho, mis labios me hacen sufrir, muerdo mis labios».

Ejemplos

Hubiera querido besarle

La señora X tiene sólo un abuelo. Este abuelo muere: el conflicto de herpes se programa, «Hubiera querido besarle».

En la nariz

Un campesino tenía una relación realmente sensual con la tierra. Una vez, de vuelta de vacaciones, llegó a ponerse de

---

5. Reptil, en griego. *(N. de la T.)*

rodillas y llevar una mota de tierra a su nariz para reencontrar su olor, de tan separado como se había sentido de la tierra durante sus vacaciones. El olor de la tierra, para él, es casi amoroso, íntimo. Recupera el aire fresco, el paisaje y el perfume = **herpes de la córnea y de las fosas nasales.** Así pues, hay personas que tienen una manera olfativa de estar en el mundo.

¿Culpabilidad?

La señora X tiene un herpes cada vez que ve a su amante. Se está psicoanalizando y para ella: herpes = culpabilidad, es un autocastigo. De hecho, con su marido, no siente deseo. Y cuando se reúne con su amante, vive la solución dentro de una vivencia de separación íntima.

Melanoma

Afección cutánea caracterizada por una pigmentación debida a los melanocitos. Se trata de una protección contra el ataque a la integridad. El melanoma se manifiesta o por manchas marrones, o por granos costrosos amarillo-violáceos. En los senos, a menudo, el color es «rubí». En las personas negras, lo más común es que se sitúe en la planta de los pies (lo que exculpa al sol como el factor desencadenante del melanoma).

Al principio, el ser humano era moreno, tenía células de melanina en todo el cuerpo. Ahora, es como si toda la melanina se concentrase en mini-gotas por aquí, por allá. Las redes en el cerebro son muy importantes, enormes, para dianas muy pequeñas. Melanina: una pequeña zona en la piel, mucha superficie en el cerebelo; motor de un Porsche sobre un 2 caballos.

La vivencia biológica conflictiva

VIVENCIA DE DESGARRAMIENTO
(como el ruido de *scratch*)
DESHONRA, ATAQUE CONTRA LA INTEGRIDAD
Conflicto de deshonra monstruosa.
Pérdida de la integridad física y moral. Ruptura de la integridad.
Sentirse humillado, sucio, ultrajado, mancillado, insultado, difamado…

Pistas para explorar
La vida es demasiado dura.
«Me niego a someterme».
Conflicto con el sol (Padre).

Sentido biológico:

Neurinoma, melanoma, lipoma: la misma idea de protegerse, de evitar todo contacto.

Ejemplo

El profesor de gimnasia
La alumna X se ducha con sus compañeras del instituto y, una vez más, el profesor de gimnasia entra y pregunta: «¿Ya habéis acabado?». Ella se siente agredida por la mirada viciosa de este hombre, y aparecen manchas marrones en la piel (senos, nalgas): melanoma. Su madre, cuando se entera de lo que hace el profesor mirón *(voyeur),* se queda impactada. Algún tiempo después, en su piel, también aparece una mancha idéntica, negra y única.

✳

Nevus, lunares, espinillas

Pequeña mancha cutánea

> Conflicto de deshonra.
> Mancha, deshonor.

Ejemplo

Autoprogramado
Una chiquilla de diez años viene por una mancha negra en el hombro izquierdo después de un año y medio; este nevus crece en un lunar. A los tres años tiene verrugas en las manos, como su madre. *Shock:* a los siete años y medio, su hermano

pequeño le hace cosquillas por la mañana al despertarse, antes de ir al colegio; ella lo vive mal: «**¡Sobrepasa los límites!**». dice ella: aparición del lunar. Esta tensión entre ellos dura hasta hoy mismo y mantiene este problema físico en cada situación de estrés. Después el lunar se vuelve **autoprogramado** *(véase pág. 87)*, el origen del conflicto; el lunar lo vive como suciedad e, inconscientemente, añade tejido para protegerse de «esa mancha».

Vitíligo

Esta palabra latina significa *mancha blanca*.

La hipófisis ya no estimula la secreción de la melanina. Los melanocitos ya no fabrican melanina y esto de manera brutal. La melanina protege del sol, está para regular el paso del sol.

El vitíligo es una anomalía de la sustancia intercelular, el cimiento intercelular que ya no es funcional, en consecuencia, los melanocitos son transportados con los queratinocitos hacia la superficie de la piel. Esta ausencia de melanina en la piel provoca la aparición de placas blancas. Las personas son blancas como cadáveres. Extensión de las manchas blancas. Despigmentación.

La biología humana tiene que comprenderse en la totalidad de sus datos y es importante darse cuenta de que depende del sistema de creencia de cada individuo.

En la tradición judía, aquel que tiene vitíligo no puede entrar en la sinagoga, esta enfermedad significa que ha tocado la muerte y que la presencia divina se ha retirado de su cuerpo. Así, esta despigmentación le permite **integrar de una manera diferente la «luz»**.

La vivencia biológica conflictiva

SENTIRSE SEPARADO DE UNA MANERA FEA
Miedo de estar manchado, sucio.
Es lo contrario del melanoma, que es un escudo para protegerse contra la agresión.
Hay que lavar la mancha y no protegerse de eso.
«Quiero dar santo y seña».
El vitíligo, como sucede en algunas ocasiones con el sida: «Se trata de blanquear la sombra».
«Rechazo, de esta forma, no seré mancillado».
Conflicto de feo o brutal de separación de un ser querido o muy admirado: «Hay que lavar lo que ha sido manchado».
Miedo de antemano a la mancha.
Necesidad de recibir más luz.
Detrás de la luz está la noción de padre.
Conflicto de separación con el padre (podemos considerar la luz como el símbolo del padre).
«En ningún caso debo protegerme del sol/del padre: al contrario, lo busco».
Necesidad de recibir más luz.

Pistas para explorar

Querríamos ser abrazados y no se puede.
Blanco como un cadáver.
«Si es así, ya no necesito protegerme. Ya no estaré nunca más manchado».
Convertirse en invisible. ¿Ha salvado a alguien el color blanco?
En la religión judía, miedo a tocar la Tora, hay que lavarse continuamente.
Según M. A. Jodorowski: racismo, rechazo de la diferencia.

Fase de reparación

Regresión de las manchas blancas, la mayoría de las veces a partir de los bordes.
Repigmentación. Recoloración.

Ejemplos

Ciclos de 10 años

— A los 3 años, nacimiento del hermano: «Estoy separado, de manera fea, de mi madre».
— A los 13 años, su padre se va de casa: «Estoy separado, de manera fea, de mi padre y estaré separado en el futuro».

— A los 15 años, adolescente, con acné: «Estoy separado de mi cuerpo de manera fea».
— A los 23 años, su hija se cae de sus brazos: «Estoy separado de mi hija de manera fea».
— A los 33 años, traicionado por su mujer.
— A los 43 años, abandona su hogar.
— A los 53 años, se separa del jefe de malas maneras y aparece el conflicto autoprogramado: «Estoy separado de mí mismo de manera fea por esta enfermedad».
— Constatamos en esta historia ciclos de diez años.

Punto pedagógico: el conflicto autoprogramado
EL CONFLICTO AUTOPROGRAMADO es un conflicto generado por su propio síntoma, ya no por el exterior. **El síntoma induce una vivencia idéntica a la que generó la primera vez el síntoma.**
Por ejemplo, miramos nuestro acné en el espejo y enseguida nos encontramos feos. Tenemos diarrea y esto nos importuna. Tenemos reumatismos y esto infravalora, ya no somos capaces de hacer nada. Tenemos un tumor en el pulmón y eso preocupa, enseguida tenemos miedo a morir. Tenemos eczema, herpes y, a causa de esto, nos sentimos separados del contacto con los otros, que ya no quieren besarnos. De esta manera, es oportuno preguntarle al paciente: «**¿Qué sientes frente a este síntoma?**» y, a menudo, obtenemos la tonalidad conflictiva que ha iniciado, durante un acontecimiento exterior, este síntoma. Porque siempre ha habido un acontecimiento exterior como, por ejemplo, chicos que se burlan de una chica porque está gorda. Ella se siente agredida, juzgada, infravalorada es-

téticamente y pequeños granos en la dermis van a formar como una pantalla invisible para protegerla de las pullas. El tiempo pasa, ahora se siente aceptada, está en fase de recuperación y ¡es la explosión! Los granos, para poder ser eliminados, se vuelven inflamatorios. Nueve veces de diez, ella sólo puede vivirlo mal, justo acaba de dejar el sentimiento de desvalorización en el que le es tan sencillo volver a caer. Esos granos la infravaloran, es el conflicto autoprogramado. La actitud del terapeuta será doble, **terapéutica y pedagógica:** encontrar el primer *shock* y explicar el conflicto autoprogramado.

Vitíligo en los párpados
El señor X dice: «Quiero que los demás vean bien lo que veo». (No es un buen vidente).

Una bella imagen de mí misma
En 1980, la señora X se casa, sus suegros los echan a la calle, a ella y al hijo, y le dicen a este último: «Tú escoges, o ella o nosotros»: vivencia de separación. Después hablan muy mal de ella, calumnias crueles: «Puta», etc. Más tarde, tiene vitíligo en las manos, en las axilas, en las nalgas, en los muslos. Quiere ser apreciada por la familia política, por lo que es, ¡que la familia política tenga una buena imagen de ella! Ella que la consideraba como su nueva familia de sustitución.

Transparente
La señora X tiene vitíligo y dice: «Para mi madre no existo, soy como transparente». El padre es muy injusto, la acusa de todo y defiende a la otra hija; se siente separada de mala

manera de su padre. Padre = verdad = luz. Ella tiene toda su piel globalmente blanca. Visualmente, ella se hace deslumbrar por los coches. **Quiere hacer entrar en ella el máximo de luz.**

Lavar esta falta
La señora X, a los 17 años, quiere ir a Bretaña con su futuro marido: su madre no se lo permite. Conflicto: ella tiene ganas de ir, de vivir su vida con el miedo de abandonar a su madre divorciada que vive sola, y esto de malas maneras. Se siente culpable de esta separación y quiere lavar esta falta. En cuanto llega a Bretaña, algunos días más tarde, aparición de las primeras manchas en la clavícula izquierda; desaparición espontánea algunos meses más tarde. Su conflicto fundamental, se siente en falta por hacer una cosa normal: quiere lavar esta falta, se quiere blanquear. Además, se siente sin relación con su marido. La única comunicación: en la cama, mucha energía sexual. Decide abandonarlo y tiene escrúpulos de dejarlo solo, se siente culpable, la misma emoción: despigmentación de su pubis. Conflicto autoprogramado: progresivamente, se distancia serenamente de su marido, se divorcia, pero las placas continúan con altos y bajos, pues el conflicto continúa: no soporta sus placas, se siente sucia, manchada, separada de ella misma, no se reconoce en su cuerpo, querría cambiarlo. Hace un régimen, va al gimnasio, le hacen una liposucción, se pone crema en las placas blancas. Se pone en la máquina de automasaje y, en el momento de la vibración, allí donde se encuentra la celulitis aparecen nuevas placas. Las manchas, es repugnante, tiene miedo a la mirada de los demás, teme ser rechazada, no querida a causa de las placas.

Siendo niña, su padre la abandona y encuentra otra familia, cría a otros niños y no se ocupa de ella.

Salpicada
Su hijo se somete a un consejo de disciplina; ella es profesora: se siente manchada, salpicada, sucia: «Es necesario que toda la luz entre en mí, hay que dar santo y seña»: es dogmática, perfeccionista, desencarnada.

Sobrepeso
Conflicto: adolescente, rechaza su sobrepeso: esto la separa de malas maneras de su cuerpo deseado: vitíligo allí donde se encontraba el sobrepeso; nuevo conflicto: estas feas placas blancas la separan de ella misma.

Dorso de las manos, ojo izquierdo, después todo el cuerpo
La señora X quiere ser vista por lo que es. Se siente renegada. Da luz y recibe sombra. Porque su marido es depresivo. «Quiero limpiarme de lo oscuro del otro», del marido pesimista. Tiene necesidad de una relación pura y la relación es turbia: primer contacto físico, se entrega a un hombre y es faldero y voluble. *Shock:* **él le ha tocado, pues, el dorso de la mano y no la palma.**

Rango de hermandad, los mayores
Todos los primos n.º 1 (es decir, los mayores) tienen vitíligo; hay un secreto de familia: un ancestro n.º 1 ha vivido un incesto y los descendientes n.º 1 deben lavar la falta.

En la areola (seno), el pubis y el sexo
Junio de 1966: su hermana gemela sufre una agresión sexual; ambas desarrollan vitíligo en los senos. En junio de 1967: ella se casa; algunos meses más tarde, vitíligo en el pubis; su marido la decepciona sexualmente; ella desearía relaciones sexuales puras, **angélicas.**

Rostro
La señora X tiene vitíligo en la cara después de que se ha separado de forma traumática, fea, desagradable, fastidiosa, de su hijo. Cuando su hijo tiene tres años, se separa de su marido y éste cría a su hijo contra ella. Más tarde, el hijo seguirá al padre; para ella, **su hijo es su luz:** «merezco verlo más», entonces despigmenta para dejar entrar la poca luz que le llega de él.

Albino
«Mamá ha vivido el embarazo con estrés, como una falta». Ella busca una purificación en la mirada de los demás, purificación de la falta, del niño que, sin embargo, es el fruto de un amor puro. El niño es albino.

Placas rojas, rojez

> ### La vivencia biológica conflictiva
>
> **VERGÜENZA, DESHONRA,
> ATAQUE A LA INTEGRIDAD**
>
> Pudor de jovencita.
> «No quiero mostrarme como soy, me siento demasiado en peligro».
>
> **Rojez alrededor de la garganta**: «he visto algo asqueroso y me he quedado sin voz, me han dicho que me calle. Tengo un secreto vergonzoso».

Sentido biológico:

La persona quiere esconderse detrás de sus placas, detrás de ese flujo de sangre roja, arterial, oxigenada. Ella se siente **muerta** de miedo y aporta más sangre oxigenada, más vida.

Ejemplos

La señora X tiene placas rojas en el cuello, en la cara, desde que es intimidada, muerta de miedo.

La señorita X tiene 14 años y se ruboriza fácilmente, es emotiva y lo vive mal. Después, quiere esconder sus rubores de la cara. Se burlan de ella, no quiere ser cogida en falta: quiere dar buena impresión, ser amada, no decepcionar.

*

Picores, prurito

> **La vivencia biológica conflictiva**
>
> **«ESTOY SEPARADO DEL PLACER»**
> (Jean-Jacques Lagardet)
> No contacto con sus emociones.
> Deseo vivo.
>
> Vagotonía de un proyecto de contacto.
> Crisis épica de un conflicto de separación.
>
> **Posible origen:** problema metabólico, el emuntorio está sumergido; por ejemplo, una insuficiencia renal por exceso de urea o una hiperglucemia o incluso la presencia de bilirrubina en exceso en la sangre. Pero la presencia de bilirrubina, causando el prurito, puede significar un **conflicto de ser separado con rencor, injusticia, de…**
>
> El prurito puede venir igualmente de una piel seca.
>
> Nariz que pica:
> Para los picores en la nariz, podemos buscar los conflictos relacionados con la nariz: las pequeñas angustias, por

> ejemplo, la necesidad igualmente de estimular su intuición o su sexualidad.
>
> Ciertas personas se rascan la nariz cuando hablan, es como si este órgano fuera hipersensible, demasiado inervado, vascularizado, solicitado. Me parece que es una búsqueda de la intuición, de *«olfatear»*. Nos encontramos en una reflexión intuitiva. Es del orden de la estimulación. La persona reflexiona, pero no a nivel intelectual. La nariz es: «cojo un mínimo de información –un átomo de vainilla por metro cúbico– para extraer un máximo de deducciones. *Tengo que pillar el truco»*. Así nos estimulamos. ¡La atención se centra en la nariz, el ser va ahí y enseguida está vivo!

Sentido biológico:

«Rascándome me provoco placer».

Ejemplos

Algunas mujeres pueden tener un prurito durante su embarazo, su estado las priva de ciertos placeres.

Se siente separada del placer de la relación con su compañero, aunque ella misma rechaza esta relación que plantea muchos problemas. Las noches en las que cede, el picor desaparece.

✳

Alergia cutánea

Observaciones:

En presencia de síntomas **cutáneos** de la alergia, y sólo en ese caso, buscaremos un conflicto de separación. Ejemplo: la separación tiene lugar en mayo, en el momento del polen, y el alérgeno será el polen. Es esta vía la que remite automáticamente al conflicto de separación.

La alergia puede manifestarse de diversas maneras: prurito aislado, edema de Quincke, urticaria localizada o generalizada, todos los tipos de erupción pero acompañados de prurito.

Urticaria

Etimología: como una picadura de ortiga.

Fisiopatología: los mastocitos activan y fabrican la serotonina y la histamina, lo que lleva a una inflamación. Las placas de urticaria rojas se desplazan y a menudo provocan un dermografismo.

Puede provocar un edema de Quincke, un prurito.

La vivencia biológica conflictiva

CONFLICTO CENTRAL DE SEPARACIÓN + ATAQUE A LA INTEGRIDAD: «ME DESGARRA…»

Separación central (ejemplo: ausencia del padre en el hogar).

«Me siento separado de mi expectativa, decepcionado».
En el conflicto de separación a menudo se añade el deseo de estar separado.
«Arreglo un conflicto de separación en la repugnancia, el rechazo y la irritación».
«Me siento rechazado, sospechoso».
Cólera que se guarda en las entrañas como en todas las manifestaciones inflamatorias.
Situación insoportable y sin solución directa.

Urticaria temporizada a la presión: «En el futuro corro el peligro de no haber sacado provecho del instante presente. Quiero recordar mis referencias. La vida se derrite como un hielo. Quiero parar el tiempo».

Alergias al sol: «No soporto la verdad».

Temperatura

Fiebre - Sensibilidad al frío (friolero)

Fiebre: existen diversos centros de control de la temperatura del cuerpo humano:
1.º en el diencéfalo (cerebro intermedio), tercer ventrículo,
2.º en el tronco cerebral a nivel del margen superior,
3.º en el bulbo raquídeo, en los núcleos del sistema vago.

Punto pedagógico: descodificación biológica evolutiva y verificación de las adquisiciones

Algunos piensan, porque esto se enseñó al principio en algunos cursos de descodificación biológica, que «fiebre es igual a fase de curación». Los hechos demuestran que a veces sí, a veces no. Cada vez tenemos que estudiar lo más ampliamente posible el contexto de aparición de la fiebre, sabiendo que: FIEBRE = CALOR.

Porque esta fiebre puede ser también un signo de simpaticotonía (es decir, de conflicto activo, por ejemplo, fases de enfermedad) que corresponden al conflicto de FALTA DE CALOR. De la misma manera, una inflamación, ya sea una otitis, una ascitis o cualquier otra cosa, puede ser el signo adaptativo biológico, es decir, un conflicto activo. Lo que cuenta es: «*¿Cuál es la solución orgánica más adaptada al conflicto psicológico?*».

La vivencia biológica conflictiva

CONFLICTO DE SEPARACIÓN CON EL CALOR, FALTA DE CALOR HUMANO

A causa de una falta de calor, podemos llegar a hervir; el conflicto es:

«Espero el calor que no llega, acabo por proporcionármelo yo mismo».

«Me falta calor, mamá está en el trabajo, estoy solo y me quiero, entonces yo mismo creo el calor que me falta; o no me quiero suficientemente, necesito del otro: enorme sensación de frío».

«Estoy dispuesto a dar calor: nadie quiere».
«Tengo necesidad de recibir calor».

Friolero: posición de presa.
Ardiente: posición de depredador.
El conflicto para los dos es: «Estoy separado del calor».

Separación central (ejemplo: ausencia de padre en el hogar).

En respuesta a una muerte real o simbólica de una persona, duelo no hecho, no resuelto.
«Quiero recalentar la muerte».

Observación:

Durante las fases de curación, siempre hay una *crisis épica,* a veces, con fiebre. La crisis puede ser, por ejemplo, una convulsión. No es la fiebre lo que provoca la convulsión, sino el edema cerebral que induce los dos. En las vagotonías pequeñas, comprobamos que no hay fiebre (sea lo que sea, consultar a un doctor).

Ejemplos

Extremidades frías
De pequeña, la señora X fue separada de su madre, iba a la guardería. Cuando se siente separada de sus padres, tiene an-

gustias y los **pies** fríos, dolorosos, son sus **raíces.** Cuando se siente sin amigos, sola, son las **manos** las que están frías, el contacto **social** y amistoso.

Piernas frías

La señora X dice: «Estoy en mi oficina y no hay ningún calor humano entre nosotros, me siento sola».

Manos frías

«No pude tocar a mi abuela muerta cuando tenía tres años».

Pies siempre fríos

Una niña ha sido criada por su abuela en un país extranjero hasta los diez años. A esa edad, su madre se la vuelve a llevar a Francia. Está lejos de su abuela y lo vive muy mal. Siempre tenía los pies fríos, sus raíces.

Fiebre del niño

El pequeño X es separado de su mamá toda una semana porque ella debe trabajar excepcionalmente en París. Él escucha su voz por las noches al teléfono, la echa de menos, le sube la fiebre, simplemente, sin otro síntoma.

El viernes por la mañana, ella le anuncia por teléfono: «¡Esta noche estaré en casa contigo!»; la fiebre desaparece enseguida, es como si estuviera ya allí, cerca de él.

✻

Sofocos

> **La vivencia biológica conflictiva**
>
> **HAY ALGUNA COSA PARA CALENTAR**
> ¿Es el marido quien se ha vuelto frío? ¿Ha habido algún muerto? ¿Otra cosa? Hay que buscar lo que la mujer tiene deseos de calentar en el momento de sus sofocos. ¿Hay frío en su vida?

Ejemplos

Marido glacial
La señora X tiene un marido distante, es un *shock* para ella: «Ya no lo siento, es glacial», dice y empieza a tener sofocos, está en conflicto activo, en fase de estrés; en fase de curación, de reparación, la temperatura se normalizará. Se trata de la fiebre que llamamos central, o sea, «que viene del cerebro».

Suicidio logrado
La señora X es enfermera y una amiga le pregunta cómo se suicida la gente, ella le responde inocentemente lo que es más eficaz. Esta amiga sigue su consejo *para ella* y se mata. Desde ese momento, esta enfermera tiene sofocos: «Quiero calentar la muerte, rechazo esta defunción culpabilizante».

※

Síndrome de Reynaud o enfermedad de Reynaud

Vasoconstricción, la punta de los dedos blancos, violetas, helados.

La vivencia biológica conflictiva

A menudo, la muerte se asocia al frío glacial.
«Quiero retener al muerto (o la muerta) por las manos para que él (o ella) no se vaya hacia la muerte».

Escara

Necrosis de los tejidos (dermis, después aponeurosis, que puede alcanzar hasta los músculos).

La vivencia biológica conflictiva

CONFLICTO DE SEPARACIÓN: DEJADO DE LADO

En un conflicto de separación, hay un descenso de la sensibilidad. El paciente, que está inmovilizado en el hospital, muy a menudo, se siente dejado de lado, se siente abandonado, separado, pierde la sensibilidad, lo que hace que no se mueva o se mueva poco, el tejido está inmovilizado entre el hueso y la cama. No será vascularizado y morirá.

«¡La vida es dura!», sentirse entre dos sufrimientos, en un callejón sin salida. ¡Para qué moverse! ¿Adónde ir?

Escara infectada: separación + desvalorización + sucio en relación con la localización.

※

Esclerodermia

Conflicto de la piel apenada.
Se trata de una fibrosis con presencia de colágeno y deshidratación de la piel que pierde su flexibilidad, es como un envejecimiento prematuro. Ulceración en todo el cuerpo, desaparición de la epidermis y del tejido conjuntivo que es, literalmente, «tragado». Tras la ulceración de toda la epidermis, sólo queda el corión. Entonces, se forma una capa de tejido conjuntivo que crece por encima de la dermis. El tejido que se forma es tejido conjuntivo.
*Tejido conjuntivo = estructura; así pues se trata de una necesidad **de estructura en la relación.***
Teóricamente, la epidermis vuelve a crecer de la circunferencia hacia el centro, pero es muy largo.
En caso de solución completa, aparecen edema y exantema.

La vivencia biológica conflictiva

CONFLICTO DE SEPARACIÓN DESVALORIZANTE, SIN SOLUCIÓN

La separación se vive en un tono de desvalorización: «**Me siento un inútil al estar separado de…**».

«Que el otro esté solo por mi culpa, me hace sentir inútil».

«Si esta separación ocurre, entonces quiere decir que he sido un desastre».

El conflicto de separación dura mucho tiempo.

Pistas para explorar prudentemente

Es como una momificación, un envejecimiento prematuro.

En una tonalidad de rigidez psíquica: «Quiero reunirme con una persona mayor».

El sentimiento puede ser una rigidez psicológica, rigidez psíquica en lo que digo, respiro, expreso.

Esta rigidez pone un límite a los movimientos.

«Si hubiera estado más rígida y sin movimiento, esta persona no sería desgraciada o estaría muerta».

«Quiero reunirme con una persona mayor fallecida».

«Para sobrevivir debo retirarme del mundo».

Conflicto de no ser bastante noble, puro, transparente.

Miedo a ser juzgado y a mostrar la realidad.

Demasiado educado para ser honesto.

Tabú: en casa de esa gente, no se habla.

Cara de palo.

Ejemplos

El gemelo
Un bebé que haya perdido a su gemelo tendrá un conflicto de separación toda su vida.

Fracaso de recuperación
La señora X tiene problemas de relación con su madre paranoica. En verano, regresa donde vive su madre con la intención de ayudarla a salir de su enfermedad, haciéndole que cuide a su hijo. Es el fracaso, el *shock:* conflicto de separación y de desvalorización: «Soy una inútil». Quiere sacarse una espina porque, de adolescente, no ayudó a su madre depresiva, desgraciada. Deseo de ayudarla, de desculpabilizarse. «Quiero ser cómplice, más cercana a ella; si no lo consigo, soy una inútil».

Postillas en los labios

> Sentirse separado de los labios.

Ejemplo

La señora X tiene una postilla en la comisura de los labios, secos, agrietados, desde que se ha separado de su hija, porque ha tenido que irse todo el fin de semana a hacer una exposición: «Ya no puedo darle besitos».

Labio agrietado

Ejemplos

En medio: la madre autoritaria del señor X le quita la palabra.

Comisura de los labios: ser débil, hacer concesiones.

✳

Grietas, fisuras en los labios

Ejemplo

Desde hace cuatro años, tiene los labios hipersensibles, se los muerde permanentemente, se pone crema de cacao, tiene costras permanentes y empeoran después de una contrariedad. Esto apareció durante unas vacaciones de esquí: «¿Sería debido al frío?». ¡Pues bien, no! El año anterior, fue a esquiar y no tenía nada en los labios. «Esto es debido a la contrariedad», me dijo luego; es demasiado vago. Le pido ejemplos y busco lo que puedan tener en común; por ejemplo, ¡por qué la fina coloración que tiene que ver con la contrariedad afecta a los labios y no a las orejas! Me responde: «Cuando digo algo, nadie me escucha, nunca». Es muy autoritario. Le dice a su madre: «Quiero que nos vayamos a África el 10 de septiembre», su madre le responde: «No, nos iremos el 15» = contrariedad.

«No se escucha mi palabra, entonces, en la práctica: ¿para qué hablar? ¿Para qué mover los labios?».

Ulcera los tejidos conjuntivos.

Lengua geográfica

Abrasión de la capa superficial de la lengua.

> **Conflicto de separación con la palabra deseada e imposible de expresar y conflicto de contacto impuesto con una palabra que preferiría no decir.**
> No me reconozco en mi uso de la palabra, invierto sobremanera en la palabra, estoy separado del lenguaje maternal.

Metáfora:

El papagayo en cautiverio no puede explicar su vida, apasionada, vivida bajo los trópicos coloreados; ¡debe silbar y repetir estupideces!

Ejemplo

Un actor, que tiene una forma de ser mística, para ganarse la vida, interpreta un rol que le separa de su verdadero sentido interior; trabaja en publicidad para ganarse la sopa. Repite frases que estima estúpidas y muy alejadas de los mantras que le son habituales.

✳

Carcinoma escamoso del labio

> Sentirse sucio por lo que sale de la boca.

Ejemplo

El señor X ha perdido la confianza en sí mismo: «Es duro existir», tiene miedo a lo peor. Tiene miedo de que le descubran a través de la mirada. No se permite ningún error. Miedo a equivocarse verbalmente. Miedo a ser juzgado. Esconde una parte de él: **«Si hablo de mi deseo, me arriesgo a ser juzgado mal;** importa poco lo que tengo que decir». A los catorce años, su hermano organiza una reunión; todos los participantes tienen tres años más que él: se siente empequeñecido, no a la altura. A los 26 años, está enamorado de su prima, tienen que irse juntos. En el último momento, ella se niega y lo deja. Es una decepción enorme. Para él, el beso es muy importante y ella se le escapa. A los 43 años, debe hablar a través del micrófono en la radio = *shock*. Aparición del grano escamoso, tumor.

Epitelioma - Carcinoma

Tumor maligno que se desarrolla a expensas de los tejidos epiteliales.

El cáncer es o **basocelular***, la expansión de las células va hacia el exterior de la piel, o* **espinocelular***, extensión de las células* *hacia el interior del cuerpo; los síntomas son: úlcera, infiltración, hemorragia.*

Con frecuencia, la psicología de los enfermos afectados es de ser los chivos expiatorios de los demás. Atrapan las radiaciones, crean una capa de queratina en la piel, pero esta protección es ilusoria. El cáncer espinocelular es, pues, una acumulación de capas de queratina, no eficaz.

> **«No quiero volver a vivir una separación tan difícil».**
> Desesperanza.
> «Pido auxilio».

Ejemplos

Reposa gafas

En junio, a la señora X se le rompe el cristal derecho de sus hermosas y preciosas gafas: se ve separada de ellas; le costaron caras, aunque no se las ponía nunca, no le gustaban mucho. En invierno, su hijo se encuentra en la cárcel; lo pierde, para ella es un conflicto de separación y un conflicto de vergüenza (*«¡Teniendo en cuenta lo que debe de pasar en la cárcel!»*, me dice). En primavera: aparición de un cáncer de piel (epitelioma basocelular cutáneo; capa serohemática, inflamación) allí donde reposa la parte derecha de las gafas. Tiene miedo de su hijo (había agredido a una anciana en coche), ella quiere que se vaya; le molesta pero, al mismo tiempo, ¡es su cuerpo, su carne, su piel!

Ella duerme a la izquierda

Un hombre engaña a su mujer; ella dormía habitualmente a la izquierda. Él tuvo varios cánceres basocelulares precisamente en la piel que entra en contacto con su mujer en la cama; es decir, la cara exterior de la pierna y del brazo izquierdo y la cara interior del brazo y de la pierna derecha. Cuando se dirigía a ella para tener una relación sexual, son estas partes las que entraban en contacto; y cuando la engañaba, él se culpabilizaba de que ella estuviera separada de él.

Leucoplasia (pequeña capa blanca)

Ejemplo

El señor X padece leucoplasia interna en la mejilla, una pequeña capa blanca que se agranda, dolorosamente. Está en conflicto en su trabajo con la jefa. Prepara un dosier que será rechazado sin ser leído. Lo que provoca en él cólera, injusticia. Lo que cuenta para él es el rigor, la honestidad, la verdad, la lealtad, la equidad y estar en buenas relaciones, comprenderse. **Quiere saber qué hay en la boca del otro,** es vital, no quiere ser separado, ni que el otro **sea separado de lo que él tiene que decir.**

Su conflicto se vuelve muy fuerte durante la reestructuración profesional. Es introvertido y no quiere hablar de sus problemas, minimiza. De niño: quiere que le digan siempre la verdad, es vital. «Siento que hay un secreto de familia». De hecho, su padre tiene relaciones extraconyugales y tiene otro hijo. Él, su propio hijo, lo ignora y lo sabe al mismo tiempo, inconscientemente. Trabaja en correos, más concretamente es responsable de comunicación…

Dermografismo

Reacción cutánea local debida a una estimulación mecánica (frotamiento, rasguño) provocando la formación de un burlete edematoso, blanco o rojo, semejante a una urticaria.

CONTACTO NO QUERIDO E IMPUESTO.
Timidez.
Sentirse rechazado.
Rabia no expresada.
Podemos encontrar igualmente un desencadenante en relación a **la escritura.**

---

*

Micosis

Infección provocada por un hongo microscópico.

La vivencia biológica conflictiva

PRINCIPIO DE TOMA DE CONCIENCIA DEL DUELO QUE NO ACABA.

Buscar al muerto: el hongo continúa digiriendo al muerto.
Tetania y micosis: muerto en combate.

MICOSIS en los pies: «¡En qué trampa he caído!».

Ejemplo

Micosis en el hombro

La señora X había perdido a sus gatitos, que los habían matado. Por otro lado, a la edad de siete años, su abuela murió, sufrió mucha pena. Le pregunté si se ponía sus gatos en el hombro, lo que era el caso. Me explica que desde que su abuela está muerta, duerme siempre con un peluche. Le he preguntado dónde ponía su peluche y, cuando se ha acordado de que lo ponía en el hombro, sintió una emoción enorme. Tres semanas después, no había casi nada más. Había un camino y ha sido preciso reencontrar ese camino que ella no había verbalizado.

Pitiriasis versicolor

Enfermedad cutánea con erupción de manchas oscuras.

> Conflicto de ataque a la integridad (hiperpigmentación), sentirse sucio y conflicto de separación.
> La vivencia está cercana del que sufre vitíligo pero, además, con una noción de muerte. Hay algo que no está enterrado, un duelo que no se ha acabado.

Ejemplo

La señora X va al entierro de su abuela en el país vecino; en su cabeza, representa a la familia. Pero su hermano mayor no piensa lo mismo. Se entera de que se ha ido sin avisarle, se pone furioso. Delante de toda la familia, la insulta. Ella se siente agredida, desconectada definitivamente de él, todo ello de malas maneras y vulgar. Es cuestión igualmente de entierro, de muerte. Es como si, para ella, este hermano, de golpe, estuviera muerto en su corazón. Es difícil hacer ese duelo, que va a hacer explotar la fraternidad. Su pitiriasis aparece en su espalda.

Candidiasis bucal (aftas) de los niños o laringotraqueitis

> Conflicto de pérdida de contacto con el protector.

Neurodermitis cara externa de la pierna

> Separación.

※

Úlcera varicosa

Es una pérdida de sustancia de la epidermis y de la dermis relacionada, a menudo, con la flebitis, es decir, a un retorno veno-o insuficiente. La vena se inflama, sale. A menudo, la úlcera aparece después de un shock físico en una pierna afectada de flebitis.

> **La vivencia biológica conflictiva**
>
> **CONFLICTO DE ARRASTRAR BOLAS ENCADENADAS EN LOS TOBILLOS**
> **A menudo se trata de una bola pesada transgeneracional.**
> **«No soy nada, no soy considerado como una persona humana por lo que hice, que me costó la cárcel».**
> Úlceras del tobillo: recuerdo de las cadenas de los presidiarios y de los esclavos.
> Esclavo: «No tengo derecho a la noción de familia».
>
> **Me siento sucio + conflicto de separación + conflicto de desvalorización.**

> **Desvalorización con respecto a la línea sanguínea, en términos de sumisión.**
> «Estoy separado de la familia».
> Sentirse atrapado.
> Miedo a equivocarse, a ser juzgado.

※

Ampollas, vesículas bajo la piel

La vesícula es pequeña, mientras que la ampolla es grande. También se las llama flictenas, por ejemplo, cuando nos quemamos. Enfermedades como los estafilococos provocan ampollas grandes.

> **La vivencia biológica conflictiva**
>
> Con las ampollas, hay **agua bajo la epidermis**:
> **«QUIERO SER SEPARADO DE LA SEPARACIÓN».**
> **LA IDEA DE LA SEPARACIÓN**
> **ES INSOPORTABLE.**
> **HABER SIDO SEPARADO,**
> **ABANDONADO ES INSOPORTABLE.**
> «Me distancio de la ausencia de relaciones. Me distancio de esta separación»: el marido se ha ido, el hijo está muerto, la mujer ha tenido un aborto natural…

※

DERMIS

Una de sus funciones es la de protegernos.

> **La vivencia biológica conflictiva general**
>
> La tonalidad central es:
> *agresión, ataque a la integridad.*
> **CONFLICTO DE DESHONRA,
> DE SENTIRSE SUCIO, DE ATENTADO
> A LA INTEGRIDAD, DE ATAQUE,
> DE DESGARRAMIENTO.**
> **Pérdida de la integridad física** (como consecuencia de una amputación, por ejemplo).
> Conflicto de estar desfigurado, miedo a volverse feo.

Observación sobre el desgarramiento

Conflicto arcaico de miedo a ser «devorado por las fieras». Es el miedo a que se me ampute un miembro si un león me atrapa; para salvar mi vida, tengo que tirar, con riesgo de dejar allí el brazo; si no, me comerá entero. La agresión me quita una parte de mí. Hay que hacer un caparazón en la superficie para protegerme. Tengo que mutar mi superficie para que sea muy dura y se oponga al empeoramiento del desgarramiento. Para construir masa en esta fase, es la piel cerebelosa, la piel vieja, la que interviene.

Verrugas profundas

> **La vivencia biológica conflictiva**
>
> **CONFLICTO DE DESHONRA CON PENA**
> Conflicto de desvalorización ligera en relación al otro.
> Autocrítica: «¡Lo hago peor que los amigos, las amigas!».
> «He tenido un gesto feo». Ejemplo: «Robas naranjas y te ven».
> Atentado a la integridad.

Observación:

La implantación de las verrugas va a estar en función **del momento del *shock* o de la simbología del lugar afectado.**
Veamos algunos ejemplos:

Izquierda = femenino   Derecha = masculino
Espalda = pasado   Delante = futuro
Costado = presente   Rostro = imagen de sí mismo
Pies = raíces

Ejemplos

Pies - símbolo
Una niña sufre y siente tener un abuelo malo. Le da vergüenza. De eso salen verrugas en los pies. Abuelo = raíces = pies.

Pies = momento de *shock*
El señor X compra otro perro que hace sus cacas en el jardín y el señor X las pisa continuamente. Le salen verrugas en el pie.

Verrugas en el pubis
Una mujer, abandonada por su marido, dormía con su hijita. Un día tiene una pulsión sexual muy fuerte por su niña, esto perturbó enormemente a la madre y a la niña. A la madre le salió una verruga en la zona del pubis; se siente sucia por el pensamiento de ese contacto deshonroso.

La señora X, educadora, se baña en la piscina con discapacitados, y se da cuenta de que hacen sus necesidades en el agua.

Verrugas de niños, pies y manos
La mayor parte del tiempo, las verrugas en las manos de los niños están en la cara dorsal, mientras que las de los pies están en la cara plantar. Las verrugas no siguen, pues, una lógica anatómica, puesto que si un niño tiene verrugas en la cara dorsal de las manos, debería tenerlas en la cara dorsal de los pies. Sin embargo, las verrugas siguen una lógica conflictiva.

Las verrugas en las manos aparecen, a menudo, hacia los seis/siete años, período escolar durante el cual aprendemos a leer y a escribir; luego el reto es: «Hay que escribir bien». Algunos padres, durante las vacaciones escolares de los niños, les van a enseñar el programa de la vuelta al colegio; estos niños habrán aprendido a escribir antes que los demás. El profesor, obligatoriamente, va a felicitar a este grupo de aventajados, mientras que los que progresan normalmente (y que habrán pasado unas auténticas vacaciones) no recibirán buenas notas; el niño se estresa; todavía no tiene la percepción global de lo que es. Está como dividido en trocitos. Su mano no lo hace tan bien como la del profesor y las de sus compañeros. Desarrolla un conflicto con su mano, porque es la que escribe, no él (quiere hacer una letra bonita pero, mecánicamente, su mano no puede hacerla). El conflicto que ha desarrollado con su mano va a transponerse sobre lo que ve de ésta: es la piel de la cara dorsal de la mano. El niño se deja engañar, sólo tiene conciencia de la superficie cutánea de la mano (C. Sabbah).

Verrugas de la cara palmaria
Un bebé que tiene un problema de miedo anticipado.
    Un joven que aprende un trabajo manual y que no es competente, tipo mecánico.

Verrugas en los pies, verrugas plantarias
Conflicto de competencia física. Una niña un poco regordeta va a quedarse rezagada detrás de los demás. Sólo ve las plantas de los pies de los demás; no corre lo bastante deprisa. Sus plantas de los pies no son tan hábiles como las de los demás. La translación biológica es la planta del pie.

Un niño a quien le olían los pies ha sufrido un *shock* cuando ha tenido que quitarse los zapatos en presencia de sus compañeros en un campamento de vacaciones. En las semanas siguientes, le han aparecido una docena de verrugas plantarias. Lo resolvió cuando su madre, viendo el problema, le hizo cambiar tres veces al día los calcetines. Todas las verrugas se cayeron al mes siguiente.

La señora X tiene verrugas plantarias en el pie izquierdo; le apestan los pies y lo vive muy mal porque tiene vergüenza y se considera disminuida en su femineidad (pie izquierdo, aunque le huelen los dos pies).

Testimonio
«Tras un divorcio difícil, una decena de pequeñas verrugas aparecieron en la muñeca izquierda. No he hecho nada para que desaparezcan, pensando que tenían una razón de ser. Cinco años más tarde, cuando leí *Mon corps pour me guérir (Mi cuerpo para curarme),* de Ch. Flèche, descubrí que miedo + sentirse sucio podían desarrollar las verrugas. Estas palabras correspondían realmente a lo que había sentido en el momento de mi divorcio, sin poder expresarlo verdaderamente. Se le iluminó la bombilla. Al día siguiente de este descubrimiento, una primera verruga se secó, después otra, para acabar desapareciendo todas en diez días, sin volver nunca. No hice más que comprender un sentimiento no expresado».

✳

Verrugas virales

> Conflicto de vergüenza de no poder tocar o recibir.

Ejemplo

Anular izquierdo y monte de Venus: vergüenza de divorciarse.

※

Zona / Herpes zóster

Esta alteración de la piel afecta a dermis + epidermis + nervios sensoriales.

> **La vivencia biológica conflictiva**
>
> **SE TRATA DE UN CONFLICTO DE SEPARACIÓN SOLO O CON, ADEMÁS, UN CONFLICTO DE SENTIRSE SUCIO**
> **CUANDO UNA NOCIÓN DE CONTACTO NO DESEADO, IMPUESTO, SE SUMA: DOLORES**
>
> «Estaba en contacto con… y quiero cortar la información antes de que llegue al cerebro. Hubiera querido no estar en contacto con…».
>
> Autoprogramado: «No quiero más contacto con zona/herpes zóster».

Pistas para explorar prudentemente
Conflicto de identidad: «¿Quién soy? ¡Un herposo!».
Pérdida de referencias.
Interpretación errónea de una crítica positiva.
Conflicto relacionado con una orden (nervio) a la que estamos obligados a obedecer, no queremos, pero lo hacemos igualmente.
En la fase de reparación, muy dolorosa, cuando se abre la epidermis (zona abierta), el proceso puede volverse fétido.

Ejemplos

Herpes zóster en la parte izquierda de la cara
La mujer de un mecánico va a buscar piezas al almacén que lleva su propio hermano: está peleada con él desde hace mucho tiempo y lo vive mal: de niña, era su ídolo, su modelo, su héroe. Ella lo ve: él dice buenos días a cada cliente pero no a ella; *shock*. «Quiero darle un beso y me lo impide, me rechaza».

Herpes zóster de cara
El señor X visita a su hermana: en la entrada de la puerta, ella le insulta. «Tengo la impresión de que me echa un cubo de mierda por la cabeza», explicará él más tarde.

Lupus eritematoso crónico (LEC) o discoíde

Dermatosis caracterizada por el eritema, la hiperqueratosis puntuada y la atrofia cutánea. Afección benigna puramente cutánea. Patologías de la dermis en proyección sobre los senos.

Afecta a la cara o el cuero cabelludo. Es una alteración del colágeno. No confundir con el lupus eritematoso agudo diseminado, que es una enfermedad del colágeno diseminado en todo el cuerpo.

La vivencia biológica conflictiva

CONFLICTO DE DESVALORIZACIÓN EN LA PARTE DEL CUERPO AFECTADA + CONFLICTO DE SENTIRSE SUCIO + CONFLICTO CON LOS LÍQUIDOS (RIÑONES)

Exploraremos los conflictos relativos a los órganos siguientes: huesos, riñones, dermis, senos.

Angustia de ser de nuevo deshonrado en el futuro de manera desvalorizadora.

Pistas para explorar prudentemente

Enmascarar lo que se siente.

«He babeado toda mi vida; ¡he babeado toda mi vida por tener éxito!».

Chivo expiatorio, tampón.

Conflicto de separación (entre dos).

Ejemplos

La señora X tiene una hermana enferma de los nervios. Esta última le grita en plena cara temas que la desvalorizan y que la ensucian.

La señora X tiene siete años: su cuñado la manosea en el agua del baño. Conflicto de sentirse deshonrada + desvalorización + conflicto de líquido. Más tarde, él vuelve a empezar con su propia hija.

Impétigo

La vivencia biológica conflictiva

Conflicto de contacto que atenta contra su integridad con una noción de separación: «Es feo hacerme eso». Además, con noción de desvalorización: «No puedo desarrollar mis dones».

Por ejemplo, rechazar lo indeseable (padres incestuosos, pedofilia).

Impétigo bulloso / Piodermia

Infección cutánea supurada y contagiosa de origen bacteriano.

> Separación y deshonra.

Ejemplo

A la niña X, el 11 de julio (de vacaciones en casa de su tía, con su madre y sin su padre) le pica un insecto en la nalga: se forman dos granos enormes, luego aparecen otros granos; cinco días después, en la nalga, después en la pierna, ella casi no se rasca: pequeñas vesículas; diagnóstico de impétigo bulloso. Con sus padres, se va de vacaciones a casa del abuelo; esto empeora; la niña, sin motivo, le cuenta a su madre y luego a su padre, tres o cuatro veces, un acontecimiento que le ocurrió siete meses antes: a las 16:30 h, la mamá despierta a la niña porque es la hora de ir a buscar a los mayores; la niña está contrariada, refunfuña y se hace pipí en la escalera, la madre le da un azote dejándola en mitad del pipí, después le dice enfadada: «Te dejo ahí, y me voy a buscar a tus hermanos». La pequeña, de tres años, se queda sola por un tiempo indeterminado, cinco o seis minutos. A la vuelta, la mamá la encuentra: «Se ha cambiado sola y se ha acostado en su cama. **El conflicto es doble: separación: la epidermis; y sentirse sucia por el pipí: la dermis.**

La manifestación física llega siete meses después del bioshock. Este conflicto de miedo al abandono queda en equilibrio durante siete meses. Lo que lo vuelve a poner en marcha es una picadura de insecto, es decir, una herida en su piel que desarrolla los gérmenes que luego repararán la piel. Lo más sorprendente es que ella vuelve a hablar espontáneamente de aquel acontecimiento pasado y biológicamente asociado: separación de la mamá: impétigo; sentirse sucia con el pipí: piodermia. Entonces, ¿es un acontecimiento pasado, desapercibido, que reaviva el sentimiento conflictivo, o una picadura mecánica, física que, trayendo gérmenes, estimula de nuevo la memoria?

Quistes sebáceos

Ejemplo

Cara, cuello, hombros
El niño X está en el segundo curso de primaria, le diagnostican mucoviscidosis; se siente molesto cara a sus compañeros, por su mirada de lástima. Siente humillación cuando toma sus comprimidos: «Van a preguntarme cosas»; va a tener que hablar de mucoviscidosis, ser diferente a los demás.

Arrugas

> **«QUIERO GUARDAR ALGO DEL PASADO».**
> Tienen lugar a partir de dos conflictos en el cerebelo: dos deshonras, dos agresiones.
> Se acompañan de vacío afectivo, de vacío emocional.

Ejemplo

El libro o la película *El amante,* de Marguerite Duras, narra la vida de la autora. Cuando era joven, muy bonita, encuentra a un hombre y vive una pasión amorosa y sexual muy intensa. Después, se produce una ruptura, separación: envejece 30 años en 30 días. En poco tiempo, tiene arruga sobre arruga. «Quiero retener el pasado». Ésta es una hipótesis libre.

Sentido biológico:

En los países tropicales, las plantas desarrollan, a menudo, hojas lisas para no retener el agua. En los países tropicales, hay mucha humedad. En las hojas de los ficus, por ejemplo, el agua se desliza. En cambio, en el desierto o en la Provenza, las plantas tienen hojas arrugadas. **Hay que retener la humedad.** Existen también las arrugas de expresión de tanto reír, de sonreír: «Quiero retener esta risa, o esta sonrisa».

※

Chalazión

Tumefacción inflamatoria provocada por la obstrucción de una glándula de Meibomius situada en el párpado.

> «Qué pena no volver a ver a esta persona».

Ejemplo

La señora X ha engordado; se mira en el espejo y se ve seis kilos de más. ¡Qué pena, qué feo es no poder ver su cuerpo de antes!

※

Orzuelo

Ejemplo

La señora X, una secretaria ministerial, observa faltas en francés en un documento médico importante que, tal vez, se leerá ¡en la Asamblea Nacional! Aparece un **orzuelo** en su párpado.

※

Queloide

Es una cicatriz persistente, durante varias semanas. Es roja y después se vuelve blanca debido a los fibroblastos que fabrican mucho más tejido.

> Se trata de un **conflicto estético con sentimiento de intrusión.**

Ejemplo

Una operación no deseada y sufrida, o aceptada pero con una aprensión: «Hay un peligro, pues multiplico a tope el número de mis células protectoras».

Cicatriz persistente

> «Necesito dejar un rastro, mostrar que he sufrido».
> «Me preparo para una nueva agresión y fortalezco la piel para protegerme».

Fibrosis

Es un ataque de los tejidos conjuntivos (aumento patológico), por lo tanto, de la estructura.

> **«REESTRUCTURO LO QUE FALTA».**
> Desvalorización, ataque a la estructura, a menudo acoplada a la dermis, y en relación con la localización del síntoma.

✳

Sabañón

> Desvalorización.

✳

Sarcoma de la mejilla

Tumor maligno que se desarrolla a expensas del tejido conjuntivo.

> Desvalorización porque se siente muy feo.

✳

Estrías

> Desvalorización estética - necesidad de contacto.
> Miedo por su integridad física.
> Las estrías se manifiestan en los lugares que pierden el contacto físico que reconforta.
> Fenómeno que puede afectar más a las personas que tienen necesidad de seguridad física. Es un conflicto de separación pero vivido en la dermis.

Ejemplo

Una joven de 16 años practica la equitación con placer. En el momento del síntoma, los padres están divorciados, la madre tiene menos medios económicos. En terapia, esta joven explora la falta de contacto, la frustración, a partir de lo cual las estrías ya empiezan a cambiar de color; esta joven habla de desvalorización, del lugar de su caballo en el picadero, de la razón por la cual tenía la impresión de que se la estaban quitando de en medio. Ha estirado su piel, es decir, ha creado estrías para tener más contacto con el animal.

A menudo se da una dualidad, un conflicto, un desfase temporal y espacial entre:
- mi deseo, mi imaginación,
- y la realidad.

HIPODERMIS

Lipoma

Quistes grasos. Bolas grasas subcutáneas.

La vivencia biológica conflictiva

«NO SOPORTO EL JUICIO DE LOS OTROS.
ME PONGO ACEITE PARA RESBALAR».
DESVALORIZACIÓN ESTÉTICA LOCAL
Y SOBREPROTECCIÓN

Conflicto de silueta.
«Sólo quiero contar conmigo mismo».
Liposarcoma: mismo conflicto llevado al extremo. Gran conflicto de desvalorización y de silueta.

Sentido biológico:

La grasa protege.

Ejemplos

Allí donde su madre fue golpeada
De niño, ve a sus padres pelearse y los golpes que su madre recibe en los brazos... De adulto, se casa y, algunos meses más tarde, cuando él mismo está «en pareja», como sus padres,

aparecen unos quistes de grasa allí donde su madre recibía los golpes, como para protegerse, porque ser adulto, en pareja, implica tomar el riesgo de recibir golpes, así pues, la solución biológica es protegerse con esos quistes de grasa. Por otra parte, se siente juzgado por su madre y desvalorizado: «Te pareces a tu padre» (que es alcohólico).

¡Las toallas de baño que provocan un lipoma!
El señor X vive con una mujer que tiene un hijo de un primer matrimonio. Le va muy mal con el niño, lo rechaza con odio, lo detesta. No quiere secarse con las toallas que han sido usadas por él en el cuarto de baño, ni utilizar sus cucharitas, etc. Quiere hacerle desaparecer, no quiere mirarle, **rechaza todo contacto con él.** Tiene lipomas en el cuerpo.

¡Qué delgado está!
El señor X tiene 18 años. Se considera delgado y sufre un *shock* cada vez que una chica le mira; piensa: «Ella debe de decirse: ¡qué delgado está!». Así, a los numerosos impactos se suceden numerosos lipomas en todo el cuerpo que aparecen durante 20 años. En una semana, al comprender el conflicto, todo desaparece.

Liposarcoma
La señorita X oye a su padre decirle: «¡No tienes unas piernas bonitas! Es una pena que tengas la parte alta de las nalgas que se tocan». Desencadenará un liposarcoma en la parte alta de la nalga derecha.

✳

Calcinosis

Sedimento de sales de calcio en los tejidos formando masas duras; se trata de un quiste bajo la piel.

La señora X, desde los 12 años, tiene quistes bajo la piel y en las articulaciones; en esos quistes se deposita sustancia calcárea; con el tiempo, esos quistes se inflaman y se vacían hacia el exterior del cuerpo; a veces desaparecen, pero la mayoría de las veces vuelven. A la edad de 5 años, tuvo una dermatomiositis y tiene que tomar corticoides por mucho tiempo. Su cara se hincha, está en una silla de ruedas y su cuerpo se **juzga** deforme. Siente la mirada desvalorizante de los desconocidos con los que se cruza por la calle. Pone su estructura (su calcio) en la mirada de los demás puesta sobre su aspecto físico. La estética es muy importante = calcinosis del tejido conjuntivo y de la dermis. Quiere estar en el centro del mundo, y pone su enfermedad en el centro para asegurarse. Lo que produce el efecto contrario.

Adelgazamiento

> «No me acepto…».
> «Debo desaparecer, esconderme».

APÉNDICES
(CABELLOS, PELOS, UÑAS)

Cabellos

> **La vivencia biológica conflictiva general**
>
> **SEPARADO (A) DE SUS RAÍCES FAMILIARES**
> Conflicto de separación en la incomprensión.
> «No puedo ser yo mismo».
> Injusticia vivida de manera intelectual.
> Los cabellos están, a menudo, relacionados con la imagen de uno mismo.

Sentido biológico

Como escribe **Rémy Portrait,** para la mujer, los cabellos son sinónimo de adorno, seducción, belleza, sensibilidad. Totalmente, como las joyas, «**Es lo que quiero que el otro piense de mí**». Para el hombre: **proyección de la fuerza, de la virilidad, del poder.** Los cabellos **protegen** asimismo la caja craneal de los golpes físicos y térmicos (crin). Cuando los cabellos caen, la muerte del pelo se remonta a tres meses antes. Un exceso de testosterona provoca la caída del cabello.

Los cabellos están asociados a nuestras raíces, nuestra memoria, nuestras ideas, nuestros pensamientos. Están en relación con las esferas inconscientes, nuestras antenas, unidas al cielo, el hilo de nuestra alma. Entonces, ¿cómo situarse frente a lo social, qué espacio tomar? Nuestros cabellos son la proyección de nosotros mismos, de nuestros pensamientos, de nuestras ideas:

- ordenados o no, cortos o no, recogidos, engominados, fijados: como lo son nuestras ideas (las trenzas de los chinos sometidos, de las mujeres sumisas, castigadas, que los esconden en las religiones cristianas y musulmanas),
- limitados, socializados, sumisos o no,
- rapados o no: Sansón, la amante rapada de los alemanes, el samurái vencido, la coronilla del monje,[6] sometido a Dios y que renuncia a sus deseos,
- los cabellos, como las ideas, pueden estar desmelenados, enmarañados, sin porte ni firmeza, desordenados (galopar con el cabello al viento),
- la frente descubierta, los cabellos hacia atrás: gustar ir hacia adelante,
- la raya en el medio: necesidad de equilibrio, de firmeza,
- cabellos lisos: espíritu liso.

Hay personas que no se cortan nunca el cabello como, por ejemplo, los sijs, pero los cabellos dejan de crecer en un momento dado, cuando llegan, más o menos, a las rodillas. Es como si hubiera una longitud óptima de cabello. Es como las gallinas, cuando no les quitas los huevos, dejan de poner. Cuando les coges los huevos, están en conflicto de pérdida,

---

6. En francés *moine*, es decir, *moi-ne*, que se traduce, literalmente, por «yo, no». *(N. de la T.)*

luego fabrican óvulos –en la gallina, huevos–. Mientras nos cortamos el cabello, vuelve a crecer, ya que tenemos necesidad de protección. Sin duda, tenemos cabello en la cabeza para proteger el cráneo. En las peleas de osos o de leones, el exceso de melena y de pelos los protege de los colmillos. Una parte del pelo tiene como función proteger aún más de los golpes. De hecho, los únicos cráneos en los animales que están expuestos son aquellos que construyen una muralla de cuernos, así pueden efectivamente enfrentarse, ya que tienen unos amplios cuernos que los protegen. El humano no lo tiene.

Calvicie

Cuando los cabellos caen, hay que remontarse a tres meses antes. Los cabellos continúan creciendo cuando estamos muertos.
   Exceso de testosterona.

> Conflicto de separación emparejado con la desvalorización intelectual.
> Chovinista.
> Sentimiento de horripilación.

Alopecia

Caída general o parcial de los pelos o de los cabellos (generalmente en forma de placas).

La vivencia biológica conflictiva

Conflicto de separación + desvalorización + pérdida de protección.
Conflicto de separación, injusticia y desvalorización vividas intelectualmente.
Separación horripilante, potencialmente mortal, con desvalorización intelectual y pérdida de protección maternal.
Conflicto de incomunicación y de incomprensión horripilante porque no estamos al mismo nivel intelectual.
La pérdida de protección está vinculada al ataque a la integridad por el frío. En efecto, los animales ahuecan sus plumas o sus pelos en caso de frío o miedo, es la famosa carne de gallina.
Querer protegerse, ser protegido, pero sentirse separado de la protección.

Pistas para explorar prudentemente
Demasiadas preocupaciones en esta vida de adulto, deseo de volver a ser niño.
«Es para arrancarse los cabellos».
«Hay alguien o algo que me ha horrorizado».
Desvalorización estética.

Ejemplos

En casa de la suegra
De niña, no puede ser feliz, ni expresar su identidad. De casada, vive con su suegra, y la contraría en todo. Se siente separada de su identidad: **alopecia.**

¿Quién te peinaba?
Toda una placa de cabellos ha caído desde que su abuela está muerta, de niña **era ella quien la peinaba;** tenían una relación excelente y ese momento del peinado era muy tierno.

> Toda zona corporal puede estar relacionada ya sea con un acontecimiento, por ejemplo de la cabeza vinculada a mi abuela que me tocaba los cabellos, ya sea con el simbolismo de esa zona. La cabeza puede estar relacionada con lo que enseño de mí, la seducción, la identidad.

Caspa y la cabeza que pica
Después de la separación de su compañera, pierde sus cabellos, tiene **caspa y la cabeza le pica: ella le peinaba,** le tocaba los cabellos. Paralización progresiva de la pérdida de cabellos cuando se acaba el conflicto de separación.

Ya no hay pelos en las mejillas
El señor X ha perdido toda una zona de pilosidad en la mejilla desde la partida de su novia que le besaba allí. Enseguida volvió a crecer.

✽

Peladera / Alopecia aerata

Placas de alopecia bien circunscritas, redondeadas.

> **La vivencia biológica conflictiva**
> Lo mismo que la alopecia y, a menudo, además, noción de sentirse sucio.
> **Sentirse separado de aquel o aquella que deseo proteger, ser como sus cabellos para protegerle. Querer estar en fusión.**
> Conflicto de separación y de desvalorización de no ser protegido.
> Hay un problema de **raíces.** Las raíces, la familia, los ascendientes son fuente de estrés.
> Negar los problemas.

Ejemplo

A menudo la gente que no ha tenido padres, en la realidad o en la vivencia; buscan sin cesar a sus padres o se los crean. Si el padre no estuvo allí, vamos a crear un padre. Si la madre no estuvo allí, de hecho o en la vivencia, vamos a crear una madre. Nos hacemos un padre de reemplazo (M. F. Nogues).

La señora X ha sido abandonada por su madre. Siendo adulta, cuando da a luz a su hija, se pone en fusión con ella, para ella es su madre de reemplazo. Su hija se convierte en la madre. Nunca hay conflicto entre ellas porque lo que debe ser satisfecho es el contacto a cualquier precio. No hay nada más importante que esto para la señora X. Pero la hija hará tonterías. Roba ropa en una tienda y tiene miedo de que su madre ya no la quiera más y no la toque más. La hija está con esa angustia, ese terror de pérdida de contacto con su propia madre. Enseguida quiere ir a la policía *(piel lisa)*.[7] Es más que el contacto entre las dos: es la fusión. Estar lo más posible piel contra piel. Entonces eliminamos todos los pelos: cabellos, cejas, vello púbico. Es adolescente y ha perdido todos sus pelos. Hay una necesidad de contacto fusional en la peladera (alopecia aerata).

※

Descamación debajo de los pelos

> «Sufro cuando no soy observado porque querría ser visto».

※

---

7. Juego fonético en francés entre *police* (policía) y *peau lisse* (piel lisa). *(N. de la T.)*

Cuero cabelludo

> ### La vivencia biológica conflictiva
>
> **«QUIERO SER OBSERVADO SIN SER VISTO».**
> Hay un doble contrapunto. Los cabellos se muestran. Vamos a la peluquería, es caro. Nos ponemos diademas, coronas, tintes, etc. Existe este aspecto estético, pues queremos ser vistos. Pero el cabello también esconde. Protege del sol, del calor… «Me quejo si me ven y me quejo si no me ven».

Ejemplos

Eczema bajo los cabellos
El señor X me dice: «Es preciso ser visto y ocultarse. Quiero que mi trabajo sea visto y reconocido y esto no es el caso en mi empresa, todo el mundo pasa y yo sufro; al mismo tiempo, soy tímido, no soporto los cumplidos, no soporto ser observado». Su padre es muy expresivo, su madre introvertida.

Psoriasis en el cráneo
Un adolescente se siente muy próximo a su tía, que le crio. Ella fue la cabeza de familia. Un día, ella crea conflictos familiares, entabla procesos contra él y sus padres. Son «arrastrados» a la justicia. Él se siente traicionado con una vivencia de **separación en su familia.** Aparición de psoriasis en el cráneo.

✽

Caspa

> **Injusticia, separación.**
> Conflicto de separación acoplado a la desvalorización intelectual por falta de razón y de argumentos.

Ejemplos

Proceso

Un hombre tiene mucha caspa y pierde sus cabellos. Vive en un edificio y su hija adolescente le dice, al cabo de dos años, que cuando va al sótano, de tanto en cuanto, el vecino la manosea. El padre va a poner un pleito. Pero no es un plato que le venga de gusto. No le va a romper la cara, no le va a «agredir». Esta injusticia **la vive de manera intelectual.** Es cerebral. La ley dice que no tenemos derecho de violar a las jovencitas. Así pues, si se viola a una jovencita, no está bien. No es un cazador. Tal vez un cazador hubiera reaccionado de manera más concreta. Él está separado de su identidad: caspa abundante.

Ordenador

La señorita X está separada de su ordenador por razones consideradas como intelectualmente no válidas.

*

Mujer barbuda

Aumento de testosterona.

> «Me ha ido mal en mi pareja o sexualmente (gonado-cortico-esteroide)».
> «Papá es un hombre débil que no me da seguridad».
> Proyecto-sentido: el padre tiene miedo de carecer de virilidad, de valentía.

※

Hipertricosis

Pilosidad aumentada.

> Hay que impresionar al otro, darle miedo.
> Memorias de *«poilus de 14»* *(peludos del 14).*[8]

※

---

8. *Poilus*, apelativo de origen napoleónico, designa a los primeros soldados franceses de la guerra de 1914 (la Primera Guerra Mundial). La tropa era conocida como los *poilus*, literalmente, «los peludos»; en argot, «los machos», por la nutrida presencia de soldados barbudos. *(N. de la T.)*

Canas

Como el vitíligo.

> «Estoy separada del conocimiento».

※

Uña encarnada

> Pasar al acto de imponerse en la relación con la madre. Agresividad prohibida.

※

Uñas quebradizas

> Desvalorización, impotencia en relación a su propia agresividad. Está prohibido sacar las zarpas.

※

DIVERSOS

Acné

Las glándulas sebáceas producen más sebo del que necesita, entre otras cosas, es una acción bactericida. El acné puede aparecer a cualquier edad.

> **La vivencia biológica conflictiva**
>
> **CONFLICTO DE SENTIRSE SUCIO/A Y DE DESVALORIZACIÓN ESTÉTICA**
>
> El sentimiento es, a la vez: **agresión y desvalorización estética,** porque el acné está geográficamente en el límite de la dermis y de la hipodermis.
>
> El acné toca bastante a menudo la **cara,** así pues, el sentido puede ser: «Quiero ser visto, observado».
>
> **Ataque al rostro = ataque a mi imagen.**
>
> Puedes preguntar al paciente: «¿Cuánto tiempo te pasas en el cuarto de baño?» y tendrás una idea de la importancia de su imagen y del estrés subyacente.
>
> **EL NIÑO YA NO SE RECONOCE FÍSICAMENTE; DESVALORIZACIÓN ESTÉTICA EN EL SENTIDO DE: «YA NO RECONOZCO MI IMAGEN».**
>
> Tenía una cabeza con grandes mejillas y, de repente, me he quedado sin la forma de las mejillas. Y la nariz crece, pues en la adolescencia es cuando se alarga. La cara cambia.

El acné está vinculado a las hormonas. En cuanto las jóvenes toman la píldora contraceptiva –hormonas femeninas– el acné desaparece. Es uno de los tratamientos. Es como si pudieran atravesar una etapa. Hay una relación entre las hormonas y el crecimiento. Hay una noción de **identidad sexual.** ¿Y para qué hará falta más bactericida? Para defenderse de los cuerpos extraños, los otros, ésos de los que queremos protegernos.

El acné aparece, pues, en el momento en el que el niño o la niña se convierten en adolescentes y luego en adultos. Hasta los 10-11 años, tenemos la cara de un querubín y después nos miramos en el espejo y ahí ya no nos reconocemos. Es un conflicto de agresión, que toca la dermis. Para el adolescente, su imagen es muy importante, a través de ella, se trata de su identidad. Desarrollará la aparición de pequeños granos en la dermis para protegerse, como si fuesen pequeños granos de arroz. Y luego, finalmente, va a encontrar un amigo, una amiga. Y en curación, pasa a la segunda fase, tiene granos por todos los sitios. Nueve veces de diez, esto provoca un nuevo conflicto con su imagen: desvalorización estética. La persona puede permanecer en un círculo vicioso largo tiempo. En terapia, buscamos el primer *shock,* explicamos la autoprogramación. Luego trabajamos la relación con su propio cuerpo. «Me gusta mi cuerpo» es una manera de salir del autoprogramado.

Pistas para explorar prudentemente

Búsqueda de identidad sexual.
A menudo, el acné está relacionado también con la pubertad, con la impregnación **hormonal** (en andrógenos), entonces puede tratarse de un mensaje sexual: «Muestro que tengo hormonas, muestro que puedo tener relaciones sexuales, que soy maduro». «Busco al otro en un deseo de **sexualidad**».
«Me siento rechazado con ira».
«Quiero atraer y rechazar».
Estrés de no estar bastante seguro de su belleza.
Dificultad para abandonar el amor maternal.

Sentido biológico:

La glándula sebácea produce sebo, que es bactericida, lo que hace que la piel sea impermeable, al mismo tiempo que la flexibiliza; ¿cuál puede ser la función de crear un conflicto de las glándulas que producen el sebo? El adolescente tiene la piel más grasa, fabrica más sebo, como si quisiera protegerse del agua. El sebo lustra el pelo: «**Quiero tener la piel más elástica; quiero ser impermeable a…**». Se le cuestiona y ello le **resbala** como sobre la grasa. En respuesta a los cuestionamientos de los demás: «Quiero protegerme, produzco más grasa en la cara». Es como la primera crema del día, natural.

Fases

—De estrés:
- Aparición de granos que se convierten en pequeños quistes, como semillas bajo la piel. Tocan el corión cutáneo (dermis). Esta fase, a menudo, pasa desapercibida.

—De reparación:
- Una vez que se trata el conflicto antiestético, y bajo la acción de las bacterias, se forman pequeños abscesos. El acné, signo de curación, crea a menudo un nuevo conflicto de suciedad y de desvalorización estética, de aquí el círculo vicioso. Es el conflicto autoprogramado.

Ejemplos

¿Un hijo?
Una mujer de unos cuarenta años se curó de su acné. Tenía crisis de acné cada vez que tenía una urgencia, que tenía que hacer las cosas rápidamente. Trabajaba en las oficinas. En cuanto corría, en cuanto había mucho trabajo, aparecía el acné. Cuando nació, telefonearon a su padre: «Su mujer acaba de dar a luz». Corre a la maternidad, llega a la recepción. Su primera pregunta es: *«¿Es un niño o una niña?»*. Le responden que es un niño. Él quería un niño. Está contentísimo. Sube las escaleras **corriendo,** llega al piso y cuando mira la cuna, ve que es una niña. Así pues, la primera mirada del padre es una decepción. **Él ve ese rostro femenino y lo rechaza.** Ella ha

trabajado únicamente sobre ese instante. Se ha curado de su acné. Lo que despertaba este acontecimiento era que cada vez que hacía falta correr, cada vez que había un ajetreo: como el padre que subía las escaleras, que estaba totalmente sofocado y que la mira en su cuna. Este ajetreo la volvía a poner en el estrés inconsciente –como en el fenómeno de la alergia–. En cuanto siente la urgencia, se estresa, «tengo que esconder mi cara».

Acné al final del ciclo

La señorita X, a la edad de 21 años, empieza a tener acné. Cuando tenía 10 años y 9 meses, la mitad de su edad, entra en 6.º y sufre una novatada en un bus: «Se burlan de mis vestidos pasados de moda, me dicen que me visto con las bolsas de la tienda». No se siente integrada. A los 11 años y 1 mes: acné en la frente y en el mentón. A los 11 años y 3 meses, tiene su primera regla. En 4.º, un niño le dice: «Eres una petarda». Sólo tendrá una amiga desde 6.º hasta que acaba. El conflicto es evidente pero todavía continúa hasta hoy. Sin embargo, ella ha sobrepasado todo esto. Lo entiendo, finalmente, cuando me dice: «**Mis granos llegan cuando acaba el ciclo**». Los granos inflamatorios son signos de reparación, de curación, de un conflicto resuelto. Y cuando ella está impregnada de progesterona, pasa a la fase de solución. Sus creencias son:

— **Lo femenino = vulnerable, hembra reproductora, inferior físicamente.** A la edad de 4 años, su madre depresiva es internada en psiquiatría. Va a verla al hospital psiquiátrico todos los domingos.

— **Lo masculino = decide, éxito;** evocándolo, se mantiene físicamente más recta y se siente más segura de ella misma (idolatra a su padre, con quien vive).

Al principio del ciclo, está en impregnación hormonal femenina. Es el momento en el que toda mujer se siente una mujer. Lo vive bien o mal, en función de su historia. Ella vive esto en términos de desvalorización y de sentirse sucia. En la segunda parte del ciclo, bajo impregnación de progesterona, hormona masculinizante, sale del conflicto. Algunos días después de la sesión, abandona definitivamente este conflicto, pasa, de verdad, a la fase de recuperación. Después de la consulta, tuvo acné en todo el cuerpo. Toda ella ha sido como una llaga inflamada durante cinco días. Ha recuperado toda su dermis, luego ha reencontrado una piel normal. Me ha dicho: «*Afortunadamente me había hablado de la fase de curación, la vagatonía, he estado muy cansada y me he quedado en la cama varios días*». Sigue un día y medio de anorexia: asqueada por la comida; se trata de la crisis épica del largo conflicto con su madre.

Punto pedagógico: la inflamación

Definición

Es biológica. Es un proceso biológico natural de curación. Es la reacción a un traumatismo (mecánico, térmico, químico, radiológico, psicobiológico…). Se trata de un estado provocado por una reacción que afecta a las células y su entorno liquidiano y vascular con el objetivo de reestablecer la homeostasis. Homeostasis = salud - bienestar - equilibrio biológico del cuerpo. Según el diccionario: «tendencia a mantener constantes los parámetros biológicos cara a las modificaciones del medio exterior».

¿Cuándo?
La inflamación se produce en fase de recuperación, en vagotonía: no estamos curados sino en convalecencia, en vías de curación. En cuanto hay traumatismo, esto causa una lesión en el cuerpo que es agredido. Luego, aparece la recuperación de los tejidos. Finalmente, hay que drenarlo todo, las células muertas y aquellas que han servido para recuperar y que ya son inútiles.

Los signos de la inflamación:
- Enrojecimiento
- Dolor
- Calor
- Edema - hinchazón

Proceso en cinco etapas: lo que pasa a nivel biológico

1. **LA VASODILATACIÓN:** la primera reacción es la vasodilatación. *Los vasos sanguíneos se dilatan* localmente con el objetivo de drenar lo «negativo». La permeabilidad capilar aumenta, permitiendo así *incrementar los intercambios* de materiales entre vasos sanguíneos y tejidos y recuperar los desechos de los tejidos. Entonces hay más sangre. Más sangre creada localmente, más calor (la sangre es caliente), más enrojecimiento (la sangre es roja). Más trabajo y más actividad local

crean edemas e inflamación. El edema tira de las fibras nerviosas y las lesionan provocando dolor.
2. **LLEGADA DE LOS GLÓBULOS BLANCOS:** la médula ósea fabrica y libera glóbulos blancos cuya función es la de venir para «comer» los desechos, las células muertas. Llegada también de gérmenes.
3. **LIBERACIÓN DE ALIMENTOS PARA CONSTRUIR:** el cuerpo libera alimentos para construir y alimentar los tejidos localmente; proteínas y lípidos para construir y glúcidos para alimentar.
4. **FIBRINA:** llegada de la fibrina; contiene, limita la inflamación allí donde es necesario, como una red de pescador, destinada a impedir la progresión del coágulo.
5. **EVACUACIÓN:** es la última etapa, es la evacuación hacia el exterior de los glóbulos blancos muertos o vivos, microbios, bacterias…; el pus se elimina.

La curación es biológica: neurológica + psicológica + emocional + afectiva.

Terapia: en paralelo: las cinco etapas psicológicas de la inflamación

1. **SER PERMEABLE** para eliminar los desechos psicológicos, las emociones. Cuando dejamos atrás las viejas creencias y las emociones negativas, es necesario *ser permeable con el objetivo de eliminar los desechos y poder aceptar los nuevos elementos* para construirse: hacerse más sitio para el presente. Durante la reparación, se trata de ser psicológicamente permeable.

2. **HACER LLEGAR LOS GLÓBULOS BLANCOS:** los garantes de la identidad son nuestros glóbulos blancos, que distinguen el «yo» del «no-yo». Soy *yo* quien hace sitio en *mí* para curarme. Discernir el yo del no-yo. «Me curo para mí y no para el otro, me distingo del otro; es a mí a quien curo». Si no hay consciencia de uno mismo, de su identidad, no hay curación, ni evolución, ni transformación; todavía estamos en la fase de plastilina, en el olvido de uno mismo y la persona está entonces en peligro de muerte o de cronicidad. Cuando escuchamos «El otro es más importante que yo» o «Ya no sé quién soy», es muy LIMITANTE en términos de curación, de evolución.
3. **RECONSTRUCCIÓN:** liberar los alimentos o materiales para la reconstrucción: *aporte de informaciones, novedades,* comprensión. Aspecto pedagógico: «¿Qué voy a aportar como novedad, como noción nueva, como información, como comprensión, a ese yo reconstruido?».
4. **DEFINIR BIEN CUÁL ES EL PROBLEMA: CON LA FIBRINA;** el recurso también viene de un tejido sano sobre el cual nos apoyaremos; es preciso conocer el recurso sobre el que nos vamos a apoyar. Hay una parte en nosotros que es sana y observa lo que no funciona. *La persona distingue en ella lo que está sano y lo que no lo está.* Nos apoyamos en la reflexión y el discernimiento, observando lo que no funciona.
5. **TERMINAR EL TRABAJO DEL DUELO.** Terminar la *eliminación de lo que ha servido;* decir adiós al terapeuta y a todo lo que ha permitido reparar.

INFLAMACIÓN FÍSICA	INFLAMACIÓN PSÍQUICA
1. Empieza por un **aporte** de nuevos materiales de construcción y de energía que se dirigen hacia el lugar herido, para reparar. El cuerpo liberará en la sangre ácidos aminoácidos y glucosa.	1. En la curación, podemos decir que hay una aportación de informaciones y de experiencias; somos curiosos, abiertos a las novedades.
2. El cuerpo libera rápidamente glóbulos blancos en la sangre. Una de las funciones de estos glóbulos blancos = permitir la **diferenciación** entre yo y no-yo.	2. En la curación, hay necesidad de definirse: «Me diferencio, yo, del otro; para que haya curación, debo fabricar glóbulos blancos psicológicos y tener la capacidad de diferenciarme del prójimo, y a continuación de protegerme».
3. En el caso de una enfermedad funcional, por ejemplo, una avería (sordera, parálisis, etc.), cuando sobreviene la curación, la función se desbloquea; hay poco o nada de inflamación local y una inflamación en el cerebro.	3. El desbloqueo es un movimiento; éste es esencial en todas las formas de curación. Porque la vida está asociada al movimiento y la enfermedad a la inercia, el camino de curación le pide al paciente mover en él sus creencias, sus puntos de referencia, sus costumbres.

Acné: los busca para rascarlos

La señorita X tiene **granos blancos inflamatorios** desde la edad de 13 años; cada mañana, se mira en el espejo: *es preciso que todo esté limpio*. En 5.º está, por primera vez, en la misma escuela que su hermana mayor. Se siente agredida por esta hermana «policía» que la vigila y la denuncia a los padres: quiere esconderse de la mirada de su hermana. Un mes después de la consulta, todo ha desaparecido, la cara está curada.

Gran mancha negra detrás de la oreja izquierda

Es enfermera, se ocupa de una mujer con problemas, a quien escucha y da consejos, es una vecina, una amiga. Se van las dos al campo y esta mujer la agrede verbalmente, la «pudre» sin razón: está detrás de ella, a su izquierda. La mancha desaparecerá unas semanas después, tras el reconocimiento y la evacuación de su emoción.

La intuición de M. H. Erickson

Un día, una mujer llama por teléfono a Milton Erickson para pedirle un consejo a propósito de su hijo cubierto de acné. Muy intuitivo, el psicoterapeuta le aconseja quitar todos los espejos de la casa durante algún tiempo. Sin haber visitado nunca al terapeuta, el adolescente se ha curado. No se mira en un espejo durante algunas semanas y, de esta manera, sale de su conflicto autoprogramado.

Acné rosáceo o cuperosis

Este problema de piel no toca la misma parte del cuerpo, de la dermis, que el acné simple. No es la glándula sebácea la que actúa, sino los vasos capilares. A esto lo llamamos acné, pero no es el mismo conflicto. Hablamos también de cuperosis.

> «Debo eliminar (de mi imagen: si se trata de la cara) lo que es negativo, peligroso para mí (ejemplo: la femineidad)».
> «Estoy separado, excluido de los besos de mi clan».

Ejemplo

Una paciente tiene acné rosáceo. Al ir envejeciendo se parece más y más a su madre, a la que siempre ha detestado: «Tengo que eliminar de mi imagen lo que se parece a mi madre». **Es el conflicto de los capilares: eliminar las cosas malas y hacer venir las buenas.** Tenía este programa desde la infancia: no hace falta que sea mujer, la femineidad es peligrosa. Así, en la adolescencia: «Quiero eliminar lo que es peligroso para mí, es decir, la femineidad».

Olor fuerte

> Aquí hay una noción de identidad: «Manifiesto que existo por mi olor».

*

Hiperidrosis palmar

Aumento anormal de la secreción del sudor por la piel. El agua drena francamente en abundancia, la mayor parte del tiempo en las manos.

Sentido biológico:

Como la carpa que para no ser atrapada por las manos del pescador furtivo crea una capa resbaladiza en sus escamas.

> **La vivencia biológica conflictiva**
>
> **«NO QUIERO QUE EL OTRO ME PUEDA MANEJAR»,** ESTO EN UNA SITUACIÓN DE MIEDO, COMO LA CARPA.
> Nos sentimos pillados en una trampa.
> No podemos contar con mi madre. «Tengo miedo del contacto con mamá: si me toca, va a hacerme daño».

Conflicto líquido + conflicto de agresión.

Pistas para explorar prudentemente
«Será necesario correr, "mover cielo y tierra", para que esto avance más rápidamente aunque va para largo».
Miedo a la muerte, «Quiero retener la vida».

*

Hipersudoración

La vivencia biológica conflictiva

El agua sirve para lavar, para apagar el fuego.
Conflicto de separación y de desvalorización vivido en femenino (ejemplo: lavar la suciedad).
«Lavo la deshonra» (acusación injusta de faltas).
Las manos: vinculado al trabajo manual.
La nuca: noción de injusticia.

Ejemplos

Guardar sus emociones
La señora X se siente en peligro cuando expresa sus emociones, agradables o desagradables, y transpira inmediatamente por las manos y las axilas. Para ella, expresarse = ser juzgada

por gente que ve lo que no existe en ella y que, en consecuencia, **tendrá influencia sobre ella.** Ellos inventan, luego yo contengo todo como hace una olla a presión.

Rotura de aguas
La señora X transpira por las extremidades de los miembros desde su infancia. A su madre le entran contracciones, sale precipitadamente hacia el hospital, pero rompe aguas y da a luz en el ascensor del establecimiento.

Punto pedagógico: el portal de entrada biológica - las múltiples funciones de cada tejido

La piel asegura numerosas funciones:
- respiratoria,
- digestiva; digiere las grasas,
- renal; elimina los desechos. Por ejemplo, para las personas que transpiran mucho, o que no transpiran, vamos a descodificar la función riñón de la piel, la eliminación. En consecuencia, el conflicto relativo a las referencias,
- inmunitaria,
- etc.

A través de cada una de sus funciones, es la tonalidad de ese aparato (respiratorio, renal, digestivo…) la que se trata de explorar.
Encontramos asimismo una función inmunitaria y hormonal en la pared del estómago.

Es la noción de *portal de entrada* en *biología*. Existe una función de contacto en el estómago, porque precisamente en el estómago se encuentra la mucosa y también la submucosa, la musculosa, la serosa. Se encuentran asimismo los vasos sanguíneos, un sistema inmunitario, los nervios y las glándulas que fabrican hormonas (insulina, secretina…), glándulas de mucosidad, ácido clorhídrico. Una parte del estómago absorbe el alcohol y otras sustancias. ¡Existe una función de piel en el estómago y una función digestiva en la piel!

※

Piel seca

La piel ha perdido su agua, ahora bien, el agua es lo que transmite las emociones, como las lágrimas:
«¿De qué emociones me quiero escapar?».
También es el agua lo que guarda y transmite la memoria.

Piel seca: «Me siento solo, sin amor».

Piel grasa: «No quiero ser tocado más, necesito espacio».

Picazón de la piel: impaciencia, ansiedad.

CONCLUSIÓN

Para aquel que sepa descodificar, cada órgano enfermo habla de forma muy precisa de aquél a quien pertenece.

Cuando una paciente tiene una patología, se convierte sin saberlo en psico-bio-terapeuta, pues he aquí lo que nos enseña el diccionario:

La palabra *patología* quiere decir: «estudio de las pasiones». La patología es «el estudio de afecciones mórbidas»; la palabra *paqoz* (pathos) significa «emoción», «lo que sufrimos», es decir, lo que viene a alterar el estado normal de un ser.

«La desventura, la iniciación o bien la pasión (placer, pena, cólera, amor…) concebida como una situación que nos somete es patética, lo que crea la emoción. Este término, a veces, es el opuesto a *ergon* (ergon): el acto».

La enfermedad, ese divorcio con uno mismo, *es* un mensaje para ti. Primero te dice:
— ¡Tu cuerpo te pertenece!
— ¡Eres único!
— ¡Tienes emociones inconscientes!
— ¡Tu enfermedad te está hablando! ¡Quiere hacerte crecer en tu propia consciencia! entonces…

... Escucha a tu enfermedad,
¡te escucharás a ti mismo!
Acoge a tu enfermedad,
¡te acogerás a ti mismo!

De esta manera, cuando te escuches,
cuando te acojas,
¡cambiarás!
Y convirtiéndote en ti mismo,
la enfermedad desaparecerá.

Y ante ti
aparecerá, finalmente,
tu camino...

PUNTOS PEDAGÓGICOS

Para determinar la emoción que está en el origen
   de una enfermedad   28
Las localizaciones.   52
Los síntomas físicos   54
Preconflicto   58
¡Síntomas de curación!.   61
¡Terapia de los niños! ¿Cómo?   64
Ciclos biológicos memorizados   67
Para encontrar el tono conflictivo de un paciente.   72
El conflicto autoprogramado   87
Descodificación biológica evolutiva y verificación
   de la adquisición de los conocimientos   97
La inflamación 150
La puerta de entrada biológica: las múltiples funciones
   de cada tejido 159

FUENTES

Guinée, R.: *Les maladies, mémoires de l'évolution.* Amyris, Bruselas, 2004.

Consultas de Ch. Flèche.

Diversos terapeutas: J. J. Lagardet, Laurent Daillié, Salomon Sellam, Dr. H. S. Marto…

Portrait, R.: *Cheveu, parle-moi de moi.* Ed. Albin Michel, París, 2002.

Vial, B.: *Le dictionnaire affectif des plantes.* Ed. Sauramps médical, Montpellier, 2004.

AGRADECIMIENTOS

A Pierre Oliver Galy
Laurence Altman
Maryse Dubois
Patrick Chevalier
Claire Catelin
Y a muchísimos más…

ÍNDICE ANALÍTICO

acné, 52, 145, 149, 155, 156
adelgazamiento, 133
alergia cutánea, 95
ampollas, 114
apéndices, 33, 36
arrugas, 38, 126
cabello, 134
calcinosis, 133
candidiasis, 112
candidiasis bucal (aftas), 112
carcinoma, 107
chalazión, 127
cicatriz, 128
cuperosis, 156
dermis, 27, 29, 30, 31, 33, 37, 38, 39, 40, 42, 47, 48, 60, 62, 88, 101, 102, 113, 120, 122, 124, 129, 130, 133, 145, 146, 148, 150, 156
dermografismo, 95
eczema, 12, 54, 57, 63, 64, 65, 66, 68, 70, 87
epidermis, 27, 30, 31, 32, 33, 34, 35, 36, 37, 38, 42, 48, 49, 59, 60, 66, 78, 79, 102, 113, 114, 120, 121, 124
epitelioma, 107
escara, 101, 102
esclerodermia, 51, 102
espinillas, 83
estrías, 130
extremidades frías, 98
fibrosis, 102
grietas, 105, 170
herpes, 51, 79, 80, 120, 121
hiperhidrosis, 52
hipersudoración, 158
impétigo bulloso, 124
lengua geográfica, 106
leucoplasia, 109
lipoma, 52, 131
lupus, 52
manos frías, 99
melanoma, 51, 81
micosis, 51, 111
neurodermitis, 113
nevus, 83
orzuelo, 127
pelos, 33, 35, 36, 38, 41, 45, 48, 136, 137, 138, 140
piel seca, 93
piernas frías, 99
pies siempre fríos, 99
pitiriasis versicolor, 112

placas rojas, 51, 92
prurito, 52
psoriasis, 51, 70, 72, 74, 75, 76, 77, 78, 141
queloide, 128
quistes sebáceos, 125
sabañón, 129
sarcoma, 129
sensibilidad al frío, 44
síndrome de reynaud, 101
sofocos, 100
temperatura, 29, 41, 42, 43, 44, 45, 96, 100
úlcera varicosa, 113
uñas, 33, 36, 49
urticaria, 95, 110
verrugas, 52, 116, 117, 118, 120
vitíligo, 17, 84, 85, 88, 90, 91, 112, 144
zona/herpes zóster, 52, 120

ÍNDICE

Introducción 11
Generalidades 27
Anatomía y fisiología.................... 31
    Epidermis............................... 31
    Dermis.................................. 37
    Hipodermis 40
    Las funciones de la piel................ 41
        Protección........................... 41
        Sensación............................ 43
        Expresión y comunicación............ 45
        Termorregulación 45
        Respiración.......................... 46
        Función secretora 46
        Función excretora 46
        Absorción, digestión 46
        Inmunidad 47
        Equilibrio 47
        Reservorio sanguíneo................. 47
        Síntesis de la vitamina D 47
        Visión 48
    Embriogénesis 48
        La sensibilidad *in utero* 49
        Contacto - Calor - Alimentación - Seguridad... 50

Conflictología 51
  Generalidades............................. 51
    Las lesiones orgánicas 51
    Los signos funcionales................... 52
    Localización 52
    Trastornos del comportamiento............. 54
  Epidermis 56
    Eczema 62
    Psoriasis.............................. 70
    Herpes............................... 79
    Melanoma............................ 81
    Nevus, lunares, espinillas................. 83
    Vitíligo 84
    Placas rojas, rojez....................... 92
    Picores, prurito 93
    Alergia cutánea 95
    Temperatura 96
    Sofocos 100
    Síndrome de Reynaud o enfermedad
      de Reynaud.......................... 101
    Escara 101
    Esclerodermia 102
  Postillas en los labios 104
    Labio agrietado 105
    Grietas, fisuras en los labios............... 105
    Lengua geográfica 106
    Carcinoma escamoso del labio.............. 107
    Epitelioma - Carcinoma 107
    Leucoplasia (pequeña placa blanca) 109
    Dermografismo........................ 110

- Micosis 111
- Neurodermitis cara externa de la pierna 113
- Úlcera varicosa 113
- Ampollas, vesículas bajo la piel 114
- Dermis 115
  - Verrugas profundas 116
  - Verrugas virales 120
  - Zona/herpes zóster 120
  - Lupus eritematoso crónico (LEC) o discoide ... 122
  - Impétigo 123
  - Impétigo bulloso / Piodermia 124
- Quistes sebáceos 125
  - Arrugas 126
  - Chalazión 127
  - Orzuelo 127
  - Queloide 128
  - Cicatriz persistente 128
  - Fibrosis 129
  - Sabañón 129
  - Sarcoma de la mejilla 129
  - Estrías 130
- Hipodermis 131
  - Lipoma 131
  - Calcinosis 133
  - Adelgazamiento 133
- Apéndices (cabellos, pelos, uñas) 134
  - Cabellos 134
  - Calvicie 136
  - Alopecia 137
  - Peladera / Alopecia aerata 139

Descamación debajo de los pelos	140
Cuero cabelludo	141
Caspa	142
Mujer barbuda	143
Hipertricosis	143
Canas	144
Uña encarnada	144
Uñas quebradizas	144
Diversos	145
Acné	145
Acné rosáceo o Cuperosis	156
Olor fuerte	157
Hiperidrosis palmar	157
Hipersudoración	158
Piel seca	160
Conclusión	161
Puntos pedagógicos	163
Fuentes	164
Agradecimientos	165
Índice analítico	167

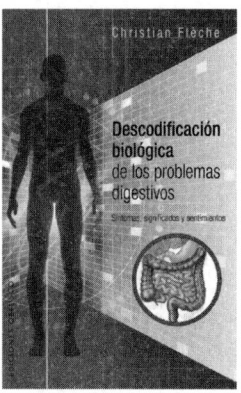

¿Y si el estreñimiento, la diarrea, los cólicos,
o incluso los vómitos, revelaran ciertos
conflictos emocionales enterrados?

Christian Flèche nos ofrece una guía práctica de los problemas digestivos analizados desde la perspectiva de la descodificación biológica. Según este enfoque de la salud, cada síntoma corresponde a un sentimiento, a una emoción bloqueada.

La obra describe detalladamente los diferentes órganos y sus funciones, para dibujar después el panorama de las relaciones entre emociones y síntomas. En ella encontrarás la descripción de las diferentes sensaciones biológicas, así como numerosos ejemplos y claves para resolver los conflictos emocionales con los que uno se enfrenta.

¡Descubre el significado oculto de tus dolencias
y retoma el camino de la salud!